D1293066

Dr J.M. Dupuy

Institut Armand-Frappier

Ce qu'il faut savoir sur le

| Syndrome |
| d'Immuno– |
| Déficience |
| Acquise |

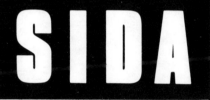

Paul Dottini,
Éditeur

8652, Joseph Quintal
Montréal, Québec
H2M 2M8

Université du Québec
Institut Armand-Frappier

531, boul. des Prairies
Ville de Laval, Québec
H7N AZ3

Conception graphique: Alyne Lavoie

Distribué par: Les Messageries Dynamiques
                        Québec-Livres

Dépôt Légal: Bibliothèque Nationale du Canada
                        Bibliothèque Nationale du Québec

ISBN2-89008-006-4

1er trimestre 1986

PRÉFACE

Depuis 1981, date à laquelle le syndrome d'immuno-déficience acquise est apparu pour la première fois en Amérique du Nord, on a vu la publication d'un nombre croissant de livres décrivant tous les aspects de l'énigmatique et mystérieuse maladie, le SIDA. La plupart de ces publications viennent cependant des États-Unis et il existe relativement peu de livres canadiens qui abordent le sujet de façon aussi précise et détaillée que ne le fait ce livre.

Il existe un certain nombre de théories sur l'origine de la maladie du SIDA. La théorie à laquelle j'adhère dit, qu'à un moment situé entre la fin des années soixante et le début des années soixante-dix de ce siècle, en Afrique centrale, un rétrovirus qui était relativement commun chez les animaux, peut-être chez les singes, les chèvres ou les moutons, a subi une mutation ou un changement génétique et a fini par apparaître comme agent pathogène humain. Ce virus est connu aujourd'hui sous le nom de «Human T-cell Lymphotropic Virus-III» (HTLV-III) ou sous le nom utilisé par les scientifiques français, le «Lymphadenopathy-Association Virus» (LAV). Toutes les formes vivantes ont évolué pendant des millénaires à partir d'une certaine structure chimique fondamentale qui avait la capacité de se reproduire. La plupart des mutations n'aboutissent à rien mais de temps en temps une lignée réussit à apparaître. L'homme lui-même est le résultat d'une série de mutations réussies qui se sont accomplies au cours du développement du primate pour arriver finalement à l'homo sapiens. L'évolution étant un processus continu, il n'y a pas de raison de supposer que l'homme lui-même ne connaîtra pas d'autre évolution. Rien de tout cela ne suggère que n'importe quelle lignée évolutive donnée arrive à bonne fin dans toutes ses manifestations. L'essence d'une forme vivante est sa capacité de se reproduire et de devancer, peut-être, de deux ou trois longueurs les prédateurs environnants.

Le virus du SIDA est clairement une forme vivante évolutive ayant des chances potentielles de succès. Aucun des écrits disponibles de l'histoire de la médecine n'indique l'apparition d'une toute nouvelle maladie dans les mille ou deux mille dernières années. C'est seulement par un pur hasard que la mutation d'un agent pathogène aurait eu des chances d'aboutir dans ce laps de temps. Le SIDA est donc peut-être la nouvelle maladie de notre millénaire. D'autres considèrent que la maladie existe depuis des temps immémoriaux et que, comme pour beaucoup d'autres maladies, elle apparaît sous forme épidémique de façon cyclique, des périodes de l'ordre de quelques décennies ou quelques siècles séparant chacune de ses manifestations. Les partisans de cette théorie suggèrent que le SIDA est actuellement dans un de ses cycles épidémiques. Quelle que soit l'origine de ce virus, il est clair, cependant, que c'est quelque chose de nouveau dans notre société et la façon dont il se répand constitue un défi exceptionnel.

Il apparaît clairement que la maladie a d'abord été décelée en Afrique centrale, et sans essayer d'aucune façon de déduire ou de suggérer que les habitants d'Afrique centrale sont à blâmer, on pourrait suggérer que son existence dans cette partie du monde est purement fortuite. Cependant c'est un fait raisonnablement accepté que de nombreuses formes vivantes ont surgi en Afrique centrale. Il existe peut-être des raisons pour lesquelles un virus de cette nature a réussi à apparaître dans cette partie du monde et a été capable de se reproduire jusqu'à atteindre des proportions épidémiques. Pourquoi, par exemple, le virus du SIDA a-t-il un modèle épidémiologique aussi différent en Afrique centrale et dans d'autres régions tropicales que celui du monde occidental. Il est bien connu que la malnutrition a un effet nuisible sur le système immunitaire. Les enfants des régions tropicales ou sous-développées qui souffrent de malnutrition, meurent beaucoup plus fréquemment des suites de complications de la rougeole que leurs frères et soeurs du monde occidental où les conditions de vie sont nettement supérieures et où les corps bien nourris ont un système immunitaire beaucoup mieux préservé. En Afrique centrale on fait beaucoup plus confiance aux produits pharmaceutiques injectables que dans le monde occidental. Malheureusement, beaucoup de ces injections sont dangereuses. Il y a par exemple le cas du «piqueur» itinérant qui va de village en village et injecte dieu sait quoi de manière non stérile. Souvent les prostituées obtiennent de la pénicilline sur le marché noir et se font injecter ce produit, encore une fois, au moyen d'aiguilles non stérilisées.

Tous ces facteurs peuvent expliquer pourquoi l'agent HTLV-III/LAV se transmet plus facilement en Afrique centrale et parmi des populations hétérosexuelles. Il est bien établi que le principal foyer du SIDA en Afrique centrale se situe dans la population prostituée. Sa propagation parmi les hommes et les femmes est évidente et la proportion des femmes et des hommes atteints par la maladie est presque identique. En Amérique du Nord, cependant, trois quarts des cas se trouvent dans la population masculine homose-

xuelle ou bisexuelle. C'est clairement un modèle épidémiologique différent de celui des tropiques.

On a suggéré que le virus du SIDA est arrivé dans le
nouveau monde à la suite des interactions sociales, économiques et universitaires qui ont eu lieu entre Haïti et le
Zaïre dans les années soixante et soixante-dix, au moment
où ce dernier pays accédait à l'indépendance, après s'être
émancipé des liens coloniaux avec la Belgique. Il était natu-
rel que les autorités du Zaïre se tournent vers un pays qui a
été longtemps indépendant, un pays dont la population est
de la même couleur et parle la même langue. Le choix logique a été Haïti, qui s'était émancipé des influences colo-
niales depuis plus de 150 ans. Il est donc possible que le
virus ait traversé l'Atlantique à la suite du voyage d'Haïtiens
en Afrique centrale et de leur retour chez eux.

Traditionnellement, les homosexuels new-yorkais passent leurs vacances en Haïti et par suite de contacts sexuels avec des prostitués haïtiens, la maladie s'est très vite
manifestée à New York. A partir de là, elle s'est étendue à
d'autres zones urbaines et d'autres concentrations homosexuelles aux États-Unis, comme San Francisco, Los An-
geles et Miami. En recourant à la même logique, on peut
facilement comprendre comment, à partir des populations
homosexuelles des États-Unis, le virus s'est rapidement pro-
pagé vers des communautés similaires dans les centres urbains du Canada, notamment Vancouver, Toronto et Montréal, où on constate aujourd'hui les plus grandes concentrations de cas du Canada.

Ceci donne donc une interprétation de l'histoire natu-
relle du SIDA et une explication de la façon dont cette maladie est arrivée dans notre pays. Les problèmes auxquels

nous serons confrontés dans l'avenir ne sont pas moins complexes. Il y a le fait préoccupant que le virus du SIDA et la maladie qui l'accompagne peuvent se propager au-delà des groupes à haut risque bien connus, pour aller dans d'autres sections de la population générale. On peut peut-être s'attendre à voir des cas de contaminations parmi les populations prostituées et leurs clients. Les prostituées constituent un groupe qui a des contacts sexuels multiples et qui ne fait pas de distinctions. Ce groupe arrive en deuxième position derrière celui des hommes homosexuels et bisexuels. Il est clair, par conséquent, que l'on doit surveiller avec beaucoup d'attention la possibilité d'une contamination par le SIDA dans cette population. Si cela devient le prochain foyer d'infection, de la possibilité qu'a le SIDA de se propager dans d'autres sections de la population hétérosexuelle découlera alors un problème que nous devrons tous affronter.

Il est clair qu'on ne disposera d'aucun traitement efficace dans l'avenir immédiat et qu'aucun vaccin ne sera mis au point avant plusieurs années. Par conséquent, si on veut empêcher que le SIDA se propage au-delà des groupes à haut risque, il ne nous reste plus que la seule forme de prévention élémentaire: l'éducation. C'est seulement de cette façon que nous pourrons empêcher l'infection de se propager. L'éducation doit, par conséquent, être dirigée largement et d'une manière détaillée vers trois sections de la population: les groupes à haut risque, le personnel médical et la population générale. Il est clair que cela nécessitera beaucoup de ressources et d'efforts de la part des éducateurs sanitaires et d'autres. C'est par des publications telles que ce livre que des changements dans le style de vie peuvent être entrepris et qu'on peut empêcher la maladie de se propager.

Dans ce livre, *«Ce qu'il faut savoir sur le SIDA»*, le Dr Jean-Marie Dupuy a traité ce sujet de la manière la plus approfondie et la plus compréhensible qui soit. Ses 100 questions vont au fond des choses. Elles sont subtiles et démontrent la sagesse et l'expérience de l'auteur. Ses réponses sont, de la même façon, instructives, pratiques et reflètent ses vastes connaissances et son expérience dans l'étude du SIDA. Le Dr Dupuy est membre du *«Comité consultatif national du SIDA»*. Il est au tout premier rang dans la recherche sur ce sujet. Il a beaucoup participé à l'élaboration d'un contrôle et d'une politique du SIDA au Canada. La sortie de cette excellente publication est un autre exemple de son dévouement à la discipline qu'il a choisie. C'est une importante source d'informations et d'éducation pour la population canadienne.

ALASTAIR J. CLAYTON,
Directeur général
du Laboratoire de lutte
contre la maladie,
ministère de la Santé
et du Bien-être social
du Canada.

Quelle est la signification exacte de SIDA?

SIDA est l'abréviation de syndrome d'immunodéficience acquise. Il s'agit d'un ensemble de manifestations cliniques qui sont la conséquence d'un déficit immunitaire. Prenons un exemple, celui de la rougeole. La rougeole est une maladie bénigne, qui survient durant l'enfance et qui est causée par un virus. Cette maladie dure pendant quelques jours et disparaît spontanément, sans traitement. La guérison spontanée est due aux mécanismes de défense que nous possédons et qui ont détruit le virus de la rougeole. Ce mécanisme de défense s'appelle le système immunitaire. Il est constitué par différents types de cellules, en particulier par les lymphocytes. Les lymphocytes reconnaissent le virus comme un ennemi et l'éliminent. Chez une personne en bonne santé, le système immunitaire fonctionne avec une très grande efficacité et nous défend contre les infections que nous rencontrons de façon permanente.

Le SIDA est une maladie qui est due aussi à un virus, mais ce virus a la particularité de se multiplier dans les lymphocytes. Dans certaines circonstances, le virus du SIDA attaque les lymphocytes, les détruit et détruit ainsi le système immunitaire. Un malade atteint de SIDA n'a donc plus les capacités naturelles à se défendre contre les infections qu'il rencontre et qui mettent alors sa vie en danger.

Étant donné que la maladie est caractérisée par l'apparition d'infections, les signes de la maladie dépendent des types et des localisations de ces infections. Elles peuvent être localisées au niveau de la peau, des poumons, du tube digestif, etc.

Le déficit immunitaire est dit «acquis» parce qu'il est consécutif à une infection virale qui survient après la naissance. Même si une mère peut transmettre le virus du SIDA à son bébé pendant la grossesse, cette maladie n'est pas héréditaire car elle est due à un virus contracté par l'enfant durant la grossesse et non pas à une anomalie génétique.

Quelle est l'origine de cette maladie?

Dès les premières descriptions de la maladie, en 1981 et 1982, on a rassemblé un ensemble de faits d'ordre épidémiologique qui montraient très clairement qu'il s'agissait d'une maladie infectieuse, pouvant se transmettre d'individu à individu. Les données épidémiologiques ont rapidement indiqué qu'il s'agissait d'une maladie virale. En 1983, le professeur L. Montagnier, à l'Institut Pasteur de Paris, a isolé un virus dans les ganglions d'un patient. Ce virus a été appelé LAV (Lymphocyte Associated Virus ou Lymphocyte AIDS Virus). En 1984, le professeur R. Gallo qui travaille au National Health Institute à Bethesda, U.S.A., a isolé un virus qu'il a appelé HTLV-III (Human T Lymphotropic Virus Type III). Cette abréviation signifie que le virus affecte le genre humain mais qu'il se multiplie dans une sous-population des lymphocytes, appelée les lymphocytes T. Le sigle «type III» signifie que ce virus est relié à deux autres virus voisins qui ont été découverts précédemment. Depuis cette découverte, il a été démontré que ces deux virus, LAV et HTLV-III, étaient en fait le même virus que l'on appelle maintenant LAV/HTLV-III en attendant que les équipes de recherche s'accordent sur une nomenclature définitive.

Ces virus, de type ARN, sont appelés des rétrovirus car, grâce à une enzyme particulière, la transcriptase inverse, ils ont la particularité de s'intégrer dans l'ADN des noyaux des cellules. Un travail absolument remarquable a été accompli depuis la découverte du virus. Grâce à la biologie moléculaire, en moins d'un an, la séquence des nucléotides était connue, ce qui a permis une connaissance très précise de la structure du virus.

Doit-on considérer cette maladie comme le nouveau mal du siècle?

Dans notre siècle de grande technologie, où l'on a l'impression de dominer les problèmes scientifiques et de croire que la science est en voie d'achèvement, il peut sembler paradoxal d'apprendre que de nouvelles maladies sont décrites régulièrement. Des maladies comme le syndrome de Rye, la maladie de Kawasaki, la maladie des Légionnaires, étaient inconnues il y a vingt ans. Pourtant il s'agit de maladies graves, qui affectent des milliers de personnes. Ces maladies existaient auparavant mais n'étaient par reconnues. Il a fallu leur donner une individualité clinique pour que les médecins apprennent à en faire le diagnostic.

L'explication semble plus délicate en ce qui concerne le SIDA. De façon indiscutable, l'apparition du SIDA dans les pays occidentaux est récente. Depuis longtemps, en effet, on connaît les déficits immunitaires, qu'il s'agisse de déficits immunitaires congénitaux chez les bébés ou de déficits immunitaires acquis à la suite de traitements immunosuppresseurs pour greffe d'organe, par exemple, ou de chimiothérapie lors des cancers ou des leucémies. Le nombre de déficits immunitaires est même répertorié et l'on

13

connaît de façon exacte le nombre et le type des déficits immunitaires congénitaux qui atteignent les enfants. La survenue du SIDA à partir des années 80 a représenté une classe nouvelle de déficits immunitaires qui n'existait pas auparavant et qui a rapidement pris la première place devant tous les autres déficits immunitaires; en ce sens, la maladie est nouvelle, non seulement parce qu'elle était inconnue auparavant, mais vraisemblablement parce qu'elle n'existait pas dans les pays occidentaux.

On admet cependant que le virus, et sans doute aussi le SIDA, existent depuis très longtemps. Sans que l'on sache avec certitude l'origine du virus, on suppose qu'il pouvait sévir en Afrique, dans les pays équatoriaux, sous forme de mini-épidémies de SIDA, transmis aux êtres humains peut-être par des morsures de singes. En effet, les singes verts africains sont porteurs d'un virus voisin de celui du SIDA et on a trouvé, dans leur sang, des anticorps qui réagissent de façon croisée avec le virus du SIDA humain.

 ### Selon la recherche médicale, à quand remonte la première apparition du SIDA?

Les premiers cas de SIDA documentés remontent à 1981. Ils ont été observés aux États-Unis, dans des groupes d'hommes homosexuels où la promiscuité était très grande. Les premiers travaux ont été rapportés dans les journaux scientifiques en décembre 1981. Rétrospectivement, on a pu établir que des cas de SIDA vraisemblables avaient affecté des malades, aux États-Unis, en 1979 et 1980. De même, dans des sérums prélevés chez des patients africains en 1973, il a été possible de trouver des anticorps dirigés contre le virus du SIDA. Ceci est un argument supplémentaire pour confirmer que le virus existait bien avant que la maladie ne soit reconnue.

 ## Qu'a-t-on fait lorsque la maladie a été découverte?

Les deux premières publications concernent des patients homosexuels de la région de New York. Les manifestations cliniques affectant ces patients étaient très insolites. Elles étaient de deux types: la sarcome de Kaposi et la pneumonie à *Pneumocystis carinii.* Le sarcome de Kaposi est un cancer extrêmement rare dans nos pays qui survient chez les sujets âgés ou chez les malades qui reçoivent un traitement immunosuppresseur pour greffe d'organe, par exemple. Dans ce cas, la maladie n'atteint habituellement que la peau et son évolution est lente. Chez les patients atteints de SIDA, le sarcome de Kaposi est très invasif, atteignant non seulement la peau mais aussi les ganglions, les poumons, le tube digestif, etc. Par ailleurs, son évolution est rapide, résistant aux traitements anti-cancéreux. Cette forme, très évolutive, est similaire à celle qui se voit chez les enfants et adolescents atteints de sarcome de Kaposi dans les pays équatoriaux africains où cette maladie est fréquente.

La pneumonie à *Pneumocystis carinii* est une atteinte pulmonaire dont la cause est un parasite, le *Pneumocystis carinii.* Normalement, notre organisme se défend très efficacement contre ce parasite qui, chez un individu normal, n'entraîne jamais de maladie clinique grave. Chez les individus atteints de déficit immunitaire, congénital ou consécutif à un traitement, l'organisme ne se défend pas contre ce parasite qui peut continuer de se multiplier dans le poumon et entraîner une pneumonie mortelle si elle n'est pas traitée.

La survenue de ces deux manifestations cliniques rares chez des hommes jeunes, en apparente bonne santé, a éveillé la suspicion des médecins. La répétition de cas analogues a laissé penser que tous ces malades étaient atteints d'une même maladie. Les examens de laboratoire ont montré, de façon très évidente, qu'il existait un déficit immunitaire puisque ces malades étaient dépourvus de lymphocytes et que leurs fonctions immunitaires étaient très altérées. La cause cependant de la maladie était inconnue et de nombreuses hypothèses ont été soulevées. Les principales concernaient: un ou plusieurs virus, essentiellement du groupe herpès, une immunosuppression induite par une contamination sanguine du sperme, les vaso-dilatateurs, etc. La publication des premières observations a permis la reconnaissance d'autres cas semblables.

 ## Qu'est-il advenu des premiers patients?

Les patients dont les cas ont été rapportés dans les premières observations sont tous décédés. Dans sa forme complète, le SIDA a une mortalité voisine de 100% après 3 ou 4 ans d'évolution. Jusqu'à présent, on n'a jamais constaté de régression du déficit immunitaire, une fois qu'il est constitué. Aussi, les patients souffrent-ils d'infections de rencontre. Ces infections sont de plus en plus difficiles à combattre et en phase terminale, plusieurs infections dues à des agents pathogènes variés peuvent coexister. Les traitements antibiotiques dont on dispose ne constituent qu'une digue bien fragile contre ces multiples infections. Seule l'élimination du virus SIDA permettra la reconstitution du système immunitaire qui entraînera, à l'aide des antibiotiques, l'élimination des agents infectieux pathogènes.

 ## Comment se fait-il que cette maladie apparaisse soudainement?

L'apparition soudaine du SIDA est sans doute la conséquence de deux facteurs liés: la libération sexuelle et la grande facilité des moyens de transport.

Nous vivons dans un environnement hostile sur le plan bactériologique. Nous sommes en contact, de façon permanente, avec des virus, des bactéries, des champignons ou des parasites. Grâce au système immunitaire, notre organisme apprend à les reconnaître, à les combattre et à en garder le souvenir en cas de nouvelles rencontres. C'est tout l'apprentissage que les enfants font, durant leurs premières années de vie, et l'on sait la fréquence des maladies infectieuses durant cette période de vie, chez les enfants en crèche et à l'école. Au sortir de l'enfance, l'organisme a rencontré la plupart des agents pathogènes de son environnement et en a gardé la mémoire. C'est pourquoi, si nous restons dans notre même environnement, nous sommes rarement atteints de maladies infectieuses à l'âge adulte. Mais notre environnement peut se définir comme notre périmètre de marche. Avant c'était le village; maintenant, c'est le monde. Au Moyen-Age, il fallait des mois pour qu'une épidémie de peste progresse à travers l'Asie ou le Moyen-Orient et frappe l'Europe. Au siècle dernier, un malade atteint d'une maladie tropicale développait cette maladie durant les semaines de traversée en bateau. A l'arrivée, le bateau était mis en quarantaine et l'épidémie jugulée. Les transports aériens ont complètement bouleversé les données du problème car l'incubation de la maladie et son apparition se font bien après l'arrivée du malade dans son pays. Aussi, aucune quarantaine n'est plus envisageable et les épidémies n'ont plus de frontières. L'abaissement des coûts du transport aérien a, de plus, permis à un très grand nombre de personnes d'accéder à des endroits de plus en plus lointains, voire sauvages, représentant pour tous ces voyageurs des environnements infectieux totalement inconnus. Ils peuvent alors être infectés par des agents infectieux nouveaux qu'ils ramènent, éventuellement, dans leur pays d'origine.

Le deuxième facteur est la libération sexuelle. Chaque individu constitue un environnement propre qui est la conséquence de l'ensemble des rencontres infectieuses qu'il a faites. La multiplication des partenaires sexuels augmente le risque de rencontre d'agents infectieux différents. Depuis les années 60, la libération sexuelle, qui a vu augmenter la promiscuité, a eu comme conséquence l'augmentation des maladies sexuellement transmises. Certaines maladies sont chroniques, soit parce qu'elles résistent aux antibiotiques, soit du fait de l'absence de traitement efficace. Les agents pathogènes, causes de ces maladies, peuvent alors être transmis d'individu à individu, au gré des rencontres. C'est le cas des maladies virales, telle que l'herpès, mais aussi du SIDA.

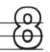 **À combien peut-on estimer le nombre de personnes atteintes de SIDA dans le monde?**

Il y a, au total, environ 17,000 personnes atteintes de SIDA dans le monde. Plus de 15,000 d'entre elles sont recensées aux États-Unis et environ 1,500, en Europe. Des cas de SIDA ont été rapportés dans plus de 50 pays répartis sur tous les continents. Au Canada, à la fin de 1985, un total de 435 cas était recensé. Les cas de SIDA sont plus fréquemment rencontrés en Ontario (40%), au Québec (32%), en Colombie-Britannique (20%) et en Alberta (5%).

À côté de cette forme typique, il existe 5 à 10 fois plus d'individus qui sont infectés par le virus et qui présentent une forme mineure de la maladie, caractérisée par l'augmentation des ganglions lymphoïdes. Cette évolution se fait de façon chronique et seule une minorité de malades développeront une forme typique de SIDA.

Enfin, il existe les porteurs chroniques de virus du SIDA qui sont infectés par le virus sans développer aucune manifestation clinique. Ce groupe représente la majorité des cas. Il est difficile d'en évaluer le nombre qui se situerait aux environs de 2 pour mille, pour la population américaine. Une minorité seulement des individus de ce groupe fera une infection grave (moins de 10% après 2 ans).

Dans tous ces différents cas, on retrouve les mêmes modes de contamination par le sperme et par le sang.

Bien que la répartition de la maladie soit assez hétérogène dans le monde, on trouve des zones de plus haute fréquence dans les grands centres urbains de certains pays. On ne peut pas parler cependant de zones dangereuses comme c'est le cas pour des maladies telles que le paludisme ou la fièvre jaune. Les séjours touristiques ou professionnels ne présentent aucun danger dans les régions du monde où les cas de SIDA sont élevés. Il n'est pas plus dangereux d'aller au Zaïre, à Haïti qu'à New York ou San Francisco. Le «tourisme sexuel» dans ces régions présente, cependant, un danger majeur.

Selon les études statistiques, quels sont les groupes sociaux les plus vulnérables? Pourquoi?

Les statistiques indiquent que 70% des personnes atteintes de SIDA sont des hommes, homosexuels, ayant en général un très grand nombre de partenaires différents. Dans 16% des cas, il s'agit de toxicomanes qui partagent aiguilles et seringues et qui ont été contaminés par l'intermédiaire d'aiguilles infectées. Dans 1% des cas, il s'agit de malades qui ont reçu du sang ou des dérivés sanguins, tels que des facteurs de coagulation. Dans 1% des cas, il s'agit d'hétérosexuels, chez qui le mode de contamination n'est pas précisé. Dans 6% des cas, enfin, le mode de contamination n'est pas déterminé de façon certaine. Les nouveau-nés atteints du SIDA ont tous été infectés, soit par des produits sanguins, administrés à la naissance, soit par infection trans-placentaire, leur mère étant malade ou porteuse du virus. Tous ces différents types d'infection, y compris chez les homosexuels, indiquent que la contamination a eu lieu par voie sanguine. Aussi, ces statistiques nous indiquent-elles les catégories de personnes qui sont les plus susceptibles d'être infectées par le virus. Il s'agit des gens qui reçoivent du sang, ou des produits sanguins, tels que les polytransfusés, les malades qui subissent des interventions chirurgicales nécessitant des transfusions sanguines ou les hémophiles. En fait, en Amérique du Nord et en Europe, les populations ne sont plus exposées à ce type de

contamination car le sang de chaque donneur est systématiquement testé à la recherche de marqueurs de la maladie.
Tout sang positif, ou même douteux, est éliminé. De plus, le
plasma utilisé pour la fabrication de facteur anti-hémophilique est chauffé afin d'inactiver le virus du SIDA.

La deuxième grande catégorie est celle de la transmission sexuelle; c'est le mode principal de contamination.
Dans ce groupe, il ne s'agit pas tant de risques encourus
par les homosexuels par rapport aux hétérosexuels, mais
plutôt des dangers que comporte la sexualité. En effet, l'é-
jaculation intra-rectale de sperme infecté comporte un
grand risque de contamination du partenaire, qu'il s'agisse
d'un homme ou d'une femme. Ce risque doit être connu de
tous, en particulier des adolescents et des adolescentes
afin d'en éviter les dangers.

Face à ce risque, que devraient faire les personnes appartenant à ces groupes?

Il existe encore des tabous très forts, dans notre société, face aux problèmes de la sexualité et de ses maladies. Les maladies transmises sexuellement continuent de
progresser régulièrement et sont un véritable fléau, en particulier chez les jeunes, par les répercussions importantes,
physiques, sexuelles et psycho-affectives qu'elles entraînent. Seules des campagnes d'information constante permettront, aux parents et aux jeunes, de prendre conscience
des dangers des maladies transmises sexuellement, de
leurs conséquences et de s'en prémunir. Il faut donc assurer une information active du public, en particulier d'âge

scolaire, et inciter les gens à traiter ces problèmes avec sérieux.

Dans le cadre de la transmission sexuelle, seule la prévention est efficace; elle ne nécessite que des moyens simples.

Il faut éviter d'avoir un trop grand nombre de partenaires différents car l'augmentation du nombre de partenaires sexuels augmente les risques.

Il faut éviter, bien évidemment, d'avoir des relations sexuelles avec des personnes malades, mais aussi avec des personnes inconnues.

Il faut éviter la pénétration anale avec éjaculation.

Il faut se souvenir que le condom est une mesure efficace de prévention des maladies transmises sexuellement.

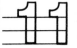 ## Pourquoi les homosexuels paraissent-ils prédisposés à développer le SIDA?

Effectivement, plus de 70% des cas recensés de SIDA en Amérique du Nord concernent des hommes homosexuels. La fréquence du SIDA dans ce groupe de population est due à deux facteurs qui sont anatomique et social.

Sur le plan anatomique, la paroi du rectum est une muqueuse mince et fragile. Lors des rapports sexuels, elle s'altère souvent, présente des érosions et des saignements. Ceci met en communication le rectum avec les vaisseaux sanguins, permettant ainsi au virus présent dans le sperme infecté de pénétrer dans la circulation sanguine du partenaire sexuel.

La deuxième raison est la promiscuité sexuelle. En effet, il a été observé que les homosexuels atteints de SIDA avaient souvent un très grand nombre de partenaires différents. Chaque partenaire représente un risque supplémentaire de maladies sexuellement transmises, incluant le SIDA. Ceci est tout aussi vrai d'ailleurs lors des relations hétérosexuelles. La multiplicité des partenaires différents représente, sans aucun doute, un très grand risque d'infection puisqu'il a été observé que l'incidence du SIDA dans les couples homosexuels stables était identique à celle observée dans les couples hétérosexuels. C'est donc bien la multiplicité des partenaires différents qui, associée à l'émission de sperme infecté dans le rectum, représente le facteur majeur de risque de transmission du virus chez les homosexuels.

 Il y a toujours eu des homosexuels, même dans l'antiquité. Pourquoi l'apparition d'une maladie nouvelle, apparamment liée à l'homosexualité?

Il est vrai que l'homosexualité a sans doute toujours existé et nous disposons de multiples témoignages indiquant son existence dans de nombreuses sociétés, en particulier dans la Grèce antique. La pratique de l'homosexualité était pourtant très différente de ce qu'elle est de nos jours. Il s'agissait d'un comportement amoureux plus que sexuel. La recherche du plaisir physique exclusif, sans relations affectives, avec un très grand nombre de partenaires différents, voire anonymes, représentait sans doute un comportement extrêmement rare. Par ailleurs, la sexualité en général se déroulait dans des zones géographiques très circonscrites. Il n'y avait pas la promiscuité que l'on observe actuellement. Ceci représentait donc des facteurs de limitation très importants des maladies transmises sexuellement.

La raison pour laquelle le SIDA se développe essentiellement chez les homosexuels, en Amérique du Nord et en Europe, est que le virus du SIDA est présent dans le sperme. Or, la paroi du rectum est une muqueuse fragile qui, lors du coït, peut être endommagée. Les érosions de la paroi rectale sont source de saignement et permettent ainsi la pénétration sanguine du virus présent dans le sperme. Il s'agit donc, même chez les homosexuels, d'une transmission virale par voie sanguine. La paroi du vagin est une paroi qui est beaucoup plus résistante, et qui ne saigne pas lors du coït. Il existe pourtant des cas de transmission de la maladie chez des couples hétérosexuels. Plusieurs mécanismes peuvent être impliqués dans la transmission du virus du SIDA d'un homme infecté à une femme normale. Il peut exister des lésions vaginales ou du col de l'utérus, expliquant la pénétration sanguine du virus; enfin, des relations sexuelles avec pénétration anale et éjaculation de sperme dans le rectum, représentent une source de contamination analogue à celle observée dans l'homosexualité.

Est-ce parce que l'homosexualité serait contre nature que la nature se vengerait en infligeant ce nouveau fléau?

C'est à New York que la rumeur a commencé de se répandre de l'apparition d'une maladie mortelle qui frappait la communauté homosexuelle. Après New York, ce fut San

Francisco où l'on estime que 40% des hommes célibataires sont homosexuels. Rapidement, l'Amérique puritaine s'est emparée de cette nouvelle pour brandir le respect de la loi morale ou religieuse. C'est une question philosophique ou métaphysique de savoir s'il existe une morale dans la nature. Pour un scientifique, la nature est régie par des lois strictes et ne saurait donc se «venger». Cependant, elle obéit à des lois simples, telles que celle de la pesanteur, qui fait que, si l'on se jette du haut d'un pont, on risque de se tuer. Nous vivons dans un univers qui est bactériologiquement hostile. Nous sommes entourés de virus, de microbes, de parasites avec lesquels nous avons une expérience quotidienne. Notre système immunitaire apprend à les reconnaître et à se défendre contre eux. La multiplication des expériences infectieuses augmente bien évidemment le risque de contracter de nouvelles maladies. La chute de la mortalité due aux maladies infectieuses, constatée bien avant la découverte des antibiotiques, est d'abord une victoire du développement de l'hygiène. Inversement, la promiscuité et l'augmentation du nombre de partenaires sexuels différents augmentent parallèlement le risque de maladies sexuellement transmises. En ce sens, la nature, sans se venger, nous indique clairement qu'il existe des limites au-delà desquelles notre organisme ne peut plus se défendre efficacement. C'est à nous, en tant que société et individu, à connaître ces limites et à les respecter.

 De quelle manière un groupe ethnique, comme les Haïtiens, peut-il être mis en cause en regard de cette maladie?

Dès les premières publications en 1982, il s'est avéré que les patients d'origine haïtienne, aux États-Unis, au Canada et à Haïti, avaient une incidence de SIDA anormalement élevée par rapport à la population. Cette observation réelle a donné lieu à une série de mesures très malencontreuses. C'est ainsi qu'en 1983, la Croix-Rouge américaine et la Croix-Rouge canadienne ont demandé aux Haïtiens, au même titre qu'aux homosexuels et aux toxicomanes, de s'abstenir de donner de leur sang. Cette demande a été faite dans le but de limiter l'expansion du SIDA. Elle était néanmoins malheureuse parce qu'elle amalgamait l'appartenance à une ethnie aux facteurs de risques que représentaient l'homosexualité et l'utilisation d'aiguilles souillées. Cela signifiait, implicitement, qu'être Haïtien représentait, en soi, un risque d'être atteint de la maladie et de transmettre le virus. Ces mesures ont gravement lésé les groupes sociaux répertoriés, et particulièrement les individus d'origine haïtienne, seuls reconnaissables.

Du côté de la population haïtienne, tant à Haïti qu'à l'étranger, les multiples articles et commentaires, dans les journaux et aux chaînes de radio et de télévision, stigmatisant la responsabilité d'Haïti dans l'origine et la transmission de la maladie, ont eu des conséquences catastrophiques. À Haïti, ils ont entraîné de graves conséquences économiques par l'effondrement du tourisme; à l'étranger, ils ont provoqué des mesures discriminatoires, voire racistes, à l'égard des ressortissants d'origine haïtienne. Il a été prouvé depuis, que la maladie n'a pas débuté à Haïti, et que les facteurs de risques, présents dans la population haïtienne, sont tout à fait identiques à ceux des autres populations. Il s'agit de la transmission par le sang infecté et par le sperme infecté. L'utilisation d'aiguilles souillées, dans les populations rurales à Haïti, est un important facteur de transmission du SIDA, ainsi que d'autres infections virales, telle que l'hépatite.

Est-ce que les Haïtiens sont prédisposés à développer le SIDA?

Les premières statistiques américaines ont montré que 5% environ des personnes atteintes de SIDA étaient d'origine haïtienne. Ces données ont suffi pour considérer l'appartenance à l'ethnie haïtienne comme un facteur de risque en soi. En fait, cela est tout à fait faux et il a été amplement démontré que les facteurs de transmission de la maladie étaient identiques dans les populations haïtiennes et non haïtiennes. Dans tous les cas, la transmission de la maladie est consécutive aux relations sexuelles avec des partenaires porteurs du virus du SIDA, à l'injection de sang ou de dérivés sanguins infectés par le virus, ou à l'utilisation d'aiguilles souillées. Les nombreux cas rencontrés en Haïti semblent essentiellement secondaires aux relations sexuelles et à l'utilisation d'aiguilles souillées. En effet, la majorité des cas de SIDA sont rencontrés à Port-au-Prince, qui est la capitale d'Haïti et, plus particulièrement dans un quartier appelé Carrefour où la prostitution est importante. Haïti est un pays économiquement pauvre, qui vit en grande partie du tourisme. Depuis longtemps, de nombreux touristes homosexuels américains sont venus chercher à Haïti une prostitution bon marché. Ceci a, sans nul doute, contribué à la transmission et l'expansion de la maladie. Plus importante, encore, est la transmission du virus par utilisation d'aiguilles souillées. En effet, dans les campagnes et même dans les villes, se pratique souvent une mé-

decine de guérisseurs. Et il n'existe pas, au vingtième siècle, même dans les endroits les plus reculés, d'actes thérapeutiques efficaces qui ne s'accompagnent d'une piqûre.
Le guérisseur n'a, bien souvent, qu'une ou deux aiguilles et
seringues qu'il utilise chez tous ses patients pour injecter
son médicament miracle. Les aiguilles et les seringues ne
sont pas jetées systématiquement après utilisation, comme
on le fait dans les pays riches; elles ne sont pas non plus
stérilisées. Cette absence de précaution élémentaire permet
la transmission de maladies infectieuses d'un patient à un
autre. Ces différentes raisons, associées aussi au manque
d'hygiène, aux nombreuses maladies parasitaires et à une
malnutrition fréquente, ont fait sans doute que la maladie
s'est développée plus rapidement à Haïti qu'en Amérique
du Nord. Il est important cependant de noter, qu'au cours
des deux dernières années, l'incidence du SIDA dans la population d'origine haïtienne a baissé de façon très importante.

 ## Existe-t-il un lien entre les diffé-rents groupes sociaux dans lesquels la fréquence du SIDA est plus élevée?

Il faut insister sur le fait qu'il n'existe aucune prédis-
position particulière à développer le SIDA. Le SIDA n'est pas
une maladie génétique, une maladie héréditaire ou une
tare. C'est une maladie infectieuse, liée à un virus et transmise à un individu selon des facteurs particuliers et spécifiques. Le seul facteur de transmission connu, à ce jour, est
la transmission sanguine. C'est ainsi qu'on explique non
seulement la transmission par le sang ou les dérivés sanguins, mais aussi la transmission à la suite de sexe anal, du

fait de l'utilisation d'aiguilles souillées, ou par voie transplacentaire chez les bébés nés de mères infectées par le virus. Il n'existe donc aucune relation particulière entre les différents groupes sociaux plus souvent frappés par le SIDA. Il existe des facteurs de transmission du virus qui sont plus fréquemment rencontrés dans certains groupes sociaux.

La connaissance de ces facteurs de transmission est d'une très grande importance car elle renseigne sur les moyens de prévention possible vis-à-vis de cette maladie. Il est certain que le SIDA est une maladie infectieuse. Mais les facteurs de transmission sont tellement spécifiques et restrictifs qu'il n'y a aucune crainte à avoir de contracter la maladie au cours des contacts usuels de la vie. Par ailleurs, le respect de certaines règles simples de prévention permet de réduire considérablement le risque d'acquisition de maladies sexuellement transmises.

 On prétend que le virus du SIDA était à l'état latent en Occident. Comment se fait-il qu'il devienne soudainement virulent?

Les enquêtes sérologiques ont montré de façon certaine que le virus n'était pas présent en Occident avant le développement du SIDA. Il existe en effet des banques de sérums correspondant à des échantillons prélevés chez des milliers d'individus il y a plus de 20 ans. Dans certains groupes, comme chez les hémophiles, par exemple, les sérums ont pu être prélevés chez les mêmes patients tous les ans et conservés dans des congélateurs. Dans ces sérums, on a recherché la présence d'anticorps et du virus du SIDA. Ces enquêtes ont montré que le virus du SIDA n'était par présent avant 1979 dans le monde occidental. Ce n'est donc pas le virus qui est devenu soudainement virulent mais l'épidémie qui s'est propagée progressivement.

 On a dit que le virus serait originaire d'un pays d'Afrique, que l'on appelle le Zaïre? Quel est le taux de mortalité là-bas? Quelle est la catégorie de gens atteints? Comment vivent les gens avec cette présence constante et menaçante? Quelle est l'attitude du corps médical dans ce pays?

On ne sait pas de façon formelle d'où vient le virus du SIDA. Il est possible, mais non certain, que l'épidémie ait commencé en Afrique centrale avant de se manifester aux États-Unis, puis en Europe. On ne dispose pas d'information précise concernant la fréquence du SIDA en Afrique et le taux de mortalité que cette maladie entraîne. Il est certain, cependant, que l'épidémie atteint les grandes agglomérations de pays comme le Zaïre, le Rwanda, l'Ouganda, le Burundi, etc. La fréquence du SIDA dans ces pays pourrait être identique à celle que l'on observe à San Francisco et à New York. On estime que 5 à 10% de la population de ces pays auraient des anticorps dirigés contre le virus du SIDA, ce qui représenterait une fréquence environ 30 fois supérieure à celle que l'on observe en Amérique du Nord et en Europe.

Il est important de noter qu'en Afrique, le SIDA se rencontre aussi souvent chez les femmes que chez les hommes. Ceci est peut être lié à des facteurs de contamination sanguine et hétérosexuelle. En effet, dans de nombreux pays en voie de développement, le matériel d'injection à usage unique, peu disponible et très onéreux, n'est pas utilisé. Les injections se font donc avec les mêmes seringues et aiguilles qui ne sont pas ou mal désinfectées et qui sont utilisées pour tous les patients. De même, les transfusions sanguines effectuées avec du sang provenant de donneurs dont 5 à 10% d'entre eux sont susceptibles d'être infectés par le virus, constituent un mode très important de propagation de la maladie. On suppose enfin que l'infection hétérosexuelle est un mode important de propagation.

Quels sont les lieux ou les zones de prédilection dans le monde, où cette maladie prolifère sans danger?

Le SIDA, maladie découverte d'abord aux États-Unis, est recensé maintenant dans la plupart des pays du monde. Il n'y a, malheureusement, aucun pays au monde, où la maladie prolifère sans danger. Il y a des pays, cependant, qui, du fait de leur éloignement, de leur peu de communication avec l'Occident, ou de leur politique active en matière de limitations des maladies sexuellement transmises, ont peu ou pas de cas de SIDA déclarés. Dans les pays où les cas de SIDA sont nombreux, tels que les États-Unis ou certains pays européens, il a été constaté que les cas surviennent essentiellement dans les zones de grande concentration urbaine. C'est ainsi qu'aux États-Unis, 37% du total des cas américains affectent la région de New York et 23% la Californie. Un phénomène analogue est observé au Canada et en Europe. Au Canada, 43% des cas sont observés en Ontario, 30% au Québec et 20% en Colombie-Britannique. Il est à noter que la plupart de ces cas sont signalés à Toronto, Montréal et Vancouver. Ceci est la conséquence de la promiscuité et d'une plus grande libéralité des moeurs observée dans les zones de densité démographique élevée par rapport aux zones de densité faible.

Il est possible aussi qu'il existe des co-facteurs augmentant, chez une personne infectée par le virus, les risques que cette personne développe une maladie. Ces cofacteurs, dont l'existence n'est pas démontrée de façon formelle, pourraient être la malnutrition, les infections parasitaires ou d'autres maladies infectieuses concomitantes, comme l'herpès, les hépatites, les maladies sexuellement transmises, etc. Ces autres maladies infectieuses pourraient alors stimuler le virus du SIDA à se multiplier davantage et à devenir ainsi plus dangereux pour la personne infectée.

 Y a-t-il un endroit dans le monde où le virus du SIDA n'a aucune chance de proliférer? Si oui, pourquoi?

Les seuls endroits dans le monde où le virus n'a aucune chance de proliférer sont les régions non peuplées par les hommes ou par certaines espèces de singes. Ces espèces semblent être, en effet, les seules qui peuvent être infectées par le virus du SIDA. Les singes ne développent pas de maladie à la suite de l'infection mais peuvent être porteurs du virus. Le virus ne peut donc proliférer que dans ces espèces et sa survie, dans d'autres espèces ou dans d'autres milieux, comme l'air, l'eau, la terre, semble impossible.

Comment se fait-il que les centres de recherche n'aient jamais fait d'étude approfondie sur le comportement de ce virus et préparé des systèmes de prévention adéquate?

Le propre du SIDA est qu'il s'agit d'une maladie nouvelle, non parce que le virus est un virus mutant qui est apparu récemment, mais parce que la maladie a été découverte du fait de son extension. La maladie a été découverte aux États-Unis en 1981, mais elle semble avoir débuté dans ce pays à la fin des années 70. Les enquêtes sérologiques et virologiques ont montré que le virus du SIDA était présent en Afrique centrale avant 1979, mais semblait absent dans les années 60. Quoi qu'il en soit, on ne peut pas parler d'apparition de virulence soudaine d'un virus latent. Ce virus n'était sans doute pas latent. Il se propageait en petites épidémies qui restaient géographiquement très localisées et qui, cliniquement, passaient inaperçues. Ce n'est que sa propagation dans le monde occidental qui en a permis la reconnaissance. Dans ces conditions, il était impossible aux chercheurs d'étudier un virus dont ils ne connaissaient pas encore l'existence.

Depuis l'apparition de la maladie, les scientifiques ont accompli des progrès gigantesques dans la connaissance des causes et des modalités de survenue du SIDA. En moins de deux ans, il a été possible de savoir comment se propageait la maladie, d'en connaître la cause, de mettre au point des méthodes sûres de diagnostic, d'éliminer la transmission de la maladie par les produits sanguins, de définir des méthodes de prévention. On peut donc être optimiste vis-à-vis de l'avenir et espérer qu'à moyen terme un traitement et une prévention vaccinale efficaces seront assurés.

Le SIDA pourrait-il être considéré comme la troisième maladie d'importance dans le monde après les maladies cardiaques et les cancers?

L'apparition de cette maladie dans le monde occidental est trop récente pour que l'on puisse évaluer ses effets avec précision et donc imaginer des scénarios de développement au cours des prochaines années. Depuis 5 ans, la maladie évolue aux États-Unis avec un doublement annuel du nombre de cas. Cette progression est certes importante et un calcul simple fait apparaître que, selon une croissance identique, il y aurait 16 millions de nouveaux cas aux États-Unis dans 10 ans.

Ces chiffres et modes de calculs sont cependant tout à fait faux. De nombreux facteurs, en effet, interviennent déjà pour modifier l'accroissement des cas nouveaux et la pente de la courbe. Le virus est peu infectieux et sa contamination se fait par le sang et par le sperme. Les transfusions sanguines et les dérivés sanguins étant systématiquement testés afin d'y dépister le virus, cette source d'infection est maintenant abolie. Par ailleurs, 85% des patients atteints de SIDA concernent des hommes homosexuels ayant de très nombreux partenaires différents et des toxicomanes utilisant des aiguilles souillées. Ces deux groupes sociaux sont maintenant parfaitement au courant des risques qu'ils encourent et prennent, pour la plupart, des précautions adéquates. C'est ainsi que le nombre de SIDA parmi la population toxicomane en Californie a baissé de façon importante du fait de l'utilisation d'aiguilles et de seringues à usage unique. Il est donc évident que les groupes sociaux les plus menacés ont recours à des mesures qui vont retentir, à court terme, sur l'infléchissement de la courbe de croissance de la maladie. Par ailleurs, la population dans son ensemble a pris conscience des risques qu'elle encourt et va utiliser des moyens simples de prévention qui auront une influence immédiate sur la progression du SIDA mais aussi sur celle des maladies transmises sexuellement.

On peut donc prévoir un ralentissement important, dans les années qui viennent, de la progression du SIDA, du fait de simples mesures d'hygiène et de prévention. Étant donné que la durée d'incubation moyenne de la maladie est de trois ans, il ne faut pas entrevoir d'infléchissement de la courbe avant que cette période ne soit passée, c'est-à-dire trois ans après l'implantation de ces mesures. L'infléchissement devrait donc survenir à partir des années 1989-90.

Il faut espérer, enfin, que les médecins et les scientifiques verront leurs efforts couronnés de succès et que l'on disposera, rapidement, de moyens thérapeutiques efficaces permettant de prévenir la maladie et de la guérir.

 ## Quel est le processus général de contamination?

Le SIDA est dû à un virus qui se multiplie dans les cellules du sang, appelées lymphocytes. La maladie est transmise par des produits ou instruments contaminés par du sang infecté par le virus ou encore par le sperme infecté. Dans tous les cas, la contamination se fait chez le receveur par l'intermédiaire de la voie sanguine.

Aucune infection par le SIDA n'a été observée à la suite d'une transmission par les larmes, la salive, l'eau, l'air, le contact des mains ou les contacts usuels de la vie courante. De même, aucun cas de SIDA n'a été observé, en dehors d'une transmission sexuelle, parmi les membres de familles de sujets atteints, dans les communautés, telles que les hôpitaux, les écoles ou parmi le personnel de laboratoire travaillant avec du sang provenant de sujets atteints ou suspects de SIDA. Enfin, le virus du SIDA est très rapidement détruit par l'alcool à 20% ou par des produits comme l'eau de javel diluée. Cela indique clairement que, si le SIDA est bien une maladie infectieuse, les modes de transmission sont extrêmement spécifiques et restrictifs et qu'en aucun cas la transmission ne peut se faire par les contacts usuels de la vie. Aussi, il est ridicule de craindre d'être infecté par le virus lorsque l'on côtoie des personnes atteintes de cette maladie.

 ## Quels sont les modes exacts de contamination?

On sait que la contamination requiert l'infection directe du sang par le virus. Le moyen le plus direct est celui de l'injection dans la circulation sanguine des cellules qui hébergent le virus. C'est la situation que l'on observe lors des transfusions d'un sang infecté ou, lors des relations sexuelles, par l'introduction rectale de sperme infecté. Il existe une autre situation où le virus, bien qu'à l'extérieur des cellules, est préservé. C'est le cas des hémophiles à qui sont administrées des fractions lyophilisées anti-hémophiliques. L'hémophilie est une maladie congénitale qui entraîne une absence de coagulation du sang. Les sujets atteints de cette maladie sont traités par l'injection intraveineuse du facteur de coagulation qui manque. Ce facteur est obtenu à partir de pools de plasmas provenant de plusieurs milliers de donneurs de sang. Le facteur anti-hémophilique est alors concentré, mais avec lui, est aussi concentré le virus du SIDA. Ce facteur est lyophilisé, ce qui représente un mode de conservation de l'activité du virus. Depuis quelques mois, les préparations de facteurs anti-hémophiliques administrées aux patients sont chauffées, ce qui a comme conséquence de détruire le virus, qui est sensible à la chaleur, sans altérer le facteur de coagulation. On ignore combien de particules virales sont nécessaires pour produire une infection. Il semble cependant que ce nombre soit assez grand. En effet, sur plusieurs centaines d'accidents où des membres du personnel hospitalier ou de laboratoire se sont coupés ou piqués avec du matériel contaminé par du sang provenant de sujets atteints de SIDA, il n'y a eu que deux cas de transmission du virus. Dans les deux cas, il ne s'agissait pas d'une simple blessure, mais la piqûre était accompagnée d'une injection de sang infecté.

 ## Pourquoi les relations sexuelles sont-elles principalement mises en cause?

Le SIDA est transmis selon deux modes de contamination qui sont le sang et le sperme infectés par le virus. La contamination par l'intermédiaire de sang ou de dérivés sanguins infectés par le virus sera éliminée dans les années à venir, étant donné que le sang des donneurs est maintenant systématiquement testé pour la détection de la maladie. Ceci indique que, si cette mesure est efficace à 100%, aucune personne ne sera plus infectée par du sang ou des produits sanguins. Le deuxième mode de contamination concerne la transmission de sperme infecté. Il existe dans le sperme, en plus des spermatozoïdes, des lymphocytes. Les lymphocytes assurent les mécanismes de défense contre les infections. Ce sont ces cellules qui hébergent le virus du SIDA et en assurent la multiplication. Si une personne est infectée par le SIDA, le virus se trouve présent dans les lymphocytes, partout où ils sont, dans le sang, les ganglions ainsi que dans toutes les sécrétions, incluant la salive, les larmes et le sperme. C'est pourquoi le virus du SIDA est retrouvé dans ces différentes sécrétions. Aucun cas de SIDA n'a été transmis par les larmes et la salive. De très nombreux cas l'ont été, par contre, par le sperme et ce, essentiellement, dans le cadre de relations homosexuelles. Nous savons maintenant que la contamination par le virus se fait par voie sanguine; c'est la raison pour laquelle le sperme d'un partenaire infecté est une source d'infection lors de l'éjaculation intra-rectale. La muqueuse rectale est fragile et l'effraction de cette paroi, ou la présence de fissures anales, permet la contamination du sang du receveur par le sperme infecté.

En Amérique du Nord, cependant, il existe une transmission du SIDA lors de relations hétérosexuelles dans 6% des cas. Les mécanismes responsables semblent multiples, mais tous indiquent une transmission par voie sanguine. Il peut s'agir de pénétration anale, de relations sexuelles pendant les règles ou avec une femme présentant des lésions vaginales ou cervicales.

Le SIDA se voit-il chez les enfants?

Effectivement, le SIDA se rencontre chez les enfants, en particulier chez les nourrissons. Depuis que la maladie est connue, une centaine de cas d'enfants atteints de SIDA a été rapportée. Mais chez tous ces enfants, il a été possible de trouver la cause de la contamination. Il s'agissait soit d'une transfusion sanguine de sang infecté, soit d'un enfant né d'une mère atteinte de SIDA ou porteuse du virus. Dans cette dernière catégorie, l'infection virale se fait par passage trans-placentaire dans l'utérus, et non par infection post-natale. La preuve en est que la plupart des enfants atteints le sont durant la première année de vie et que dans les familles où un bébé est atteint, les grands enfants, s'il y en a, sont indemnes.

Le sang est maintenant testé systématiquement à la recherche de marqueurs du SIDA. Aussi, les infections post-transfusionnelles vont-elles disparaître. Il reste les contaminations intra-utérines d'un enfant par sa mère. Le problème se pose essentiellement chez les femmes qui sont infectées par le virus sans être malades et sans avoir aucun signe clinique. Ces femmes, ignorant totalement qu'elles sont porteuses du virus, peuvent le transmettre à leur enfant pendant la grossesse. Sans rendre la détection du virus obligatoire, sans doute serait-il souhaitable que les personnes qui pensent présenter des facteurs de risque, fassent faire des examens de détection.

Le SIDA de l'enfant est-il différent de celui de l'adulte?

Plus d'une centaine de cas de SIDA chez les enfants

ont été décrits aux États-Unis. Dans les trois quarts des cas, il s'agit d'enfants nés d'une mère infectée par le virus. Dans les autres cas, il s'agit d'enfants qui ont été infectés par du sang ou des produits sanguins. Chez les nourrissons, 90% des cas concernent des enfants dont la mère était atteinte de la maladie ou porteuse chronique du virus; le virus a été transmis de la mère à l'enfant pendant la grossesse.

La maladie présentée par les enfants est identique à celle des adultes. Il existe cependant un certain nombre de particularités:

1) En cas de passage trans-placentaire du virus, l'incubation de la maladie semble plus courte puisque les premières manifestations cliniques se présentent presque toujours durant la première année de vie.

2) L'atteinte du système nerveux est particulièrement fréquente chez le nourrisson et se rencontre dans plus de la moitié des cas. Elle se manifeste par un retard des acquisitions et souvent par une hypertonie axiale.

3) Il est formellement contre-indiqué de vacciner les enfants atteints de SIDA avec des vaccins vivants tels que le BCG, le vaccin antipoliomyélitique SABIN ou les vaccins de la rougeole et de la rubéole. Dans ces vaccins, les agents pathogènes atténués sont vivants et peuvent continuer de se multiplier dans l'organisme sans être inhibés du fait de l'absence des divers mécanismes de l'immunité anti-infectieuse. Ils risquent donc d'entraîner le développement d'une maladie vaccinale mortelle.

L'utilisation de vaccins en général, même tués, peut aussi être dangereuse si elle intervient comme un co-facteur qui favorise la multiplication du virus du SIDA. Aussi, les vaccins en général sont-ils à déconseiller, sauf en cas d'épidémie. Dans ce cas, il est indispensable d'utiliser des vaccins tués.

 ## Chez les hommes, les femmes ou les enfants, y a-t-il un âge critique pour avoir le SIDA?

Quatre-vingt quinze pour-cent des cas de SIDA affectant les adultes se rencontrent entre 20 et 49 ans. Il en est de même pour toutes les maladies transmises sexuellement car ces tranches d'âge correspondent à la période d'activité sexuelle maximale. Il n'y a donc pas d'âge, chez l'adulte, où la susceptibilité à l'égard du SIDA soit plus grande. Il y a une période où les risques de maladies transmises sexuellement augmentent avec l'activité sexuelle et en fonction du nombre de partenaires.

La répartition entre les hommes et les femmes qui montre, en Amérique du Nord, une très forte majorité d'hommes, est tout à fait artificielle. Ce n'est pas l'homosexualité, en tant que telle, qui est un facteur de risque. C'est la pénétration anale avec éjaculation de sperme infecté qui est un mode de transmission de la maladie. Elle se voit aussi bien chez les femmes que chez les hommes, même si elle est plus fréquente chez ces derniers. C'est pourquoi dans certains pays où la pénétration anale est un mode de contraception fréquent, la répartition du SIDA entre hommes et femmes est équilibrée.

La grande majorité des enfants atteints de SIDA sont contaminés durant la grossesse par passage trans-placentaire du virus. Il semble pourtant que les nouveau-nés pré-

41

sentent une plus grande susceptibilité au développement de la maladie que les adultes. En effet, la durée d'incubation et d'évolution de la maladie est très courte chez les enfants.

Est-ce que les enfants qui sont actuellement atteints de SIDA auraient eu des relations sexuelles avec des pédophiles?

Non. On peut formellement éliminer ce facteur comme cause de SIDA chez les enfants qui ont été suivis jusqu'à présent. Dans tous les cas observés, le mode de transmission de la maladie chez les enfants ne s'est effectué que de deux façons: par transfusion sanguine à là naissance ou, dans l'immense majorité des cas, par transfert trans-placentaire. Dans ce dernier cas, il s'agissait d'une mère atteinte de la maladie ou porteuse du virus. Le virus est alors passé dans la circulation sanguine de l'enfant, pendant la grossesse.

Aucun cas de SIDA n'a été détecté chez les enfants faisant intervenir un mode de transmission autre que les deux précédemment cités.

Utiliser un taxi, par exemple, conduit par un Haïtien, peut-il donner le SIDA?

Ces réactions de panique et d'hostilité ne sont qu'une expression de racisme. En effet, pourquoi un chauffeur de taxi haïtien représenterait-il un risque plus grand pour son entourage qu'un chauffeur non haïtien? La question revient donc à se demander si prendre un taxi revêt un risque de contracter le SIDA. Les seuls contacts que l'on a, en général, avec un chauffeur de taxi, se passent par l'intermédiaire d'un échange d'argent. La question est donc maintenant de savoir si un billet de 10 $ peut transmettre le SIDA? Et dans ces conditions, pourquoi le problème se limiterait-il au chauffeur de taxi et ne faudrait-il pas alors, supprimer toute manipulation d'argent? On voit bien toute l'absurdité de la question dès lors qu'elle est analysée de façon objective, en excluant toute considération irrationnelle et discriminatoire.

Ni la maladie ni le virus ne se transmettent par les billets de banques, les poignées de porte ou la vaisselle. Prenons donc des taxis en paix. N'ayons pas peur d'aller au restaurant, de côtoyer les gens, de leur serrer la main ou de les embrasser.

Le SIDA, ça ne se transmet pas comme ça.

 ## À l'école, la promiscuité de membres de ce groupe ethnique peut-elle avoir un effet de contagion au niveau des autres enfants?

Le même raisonnement que celui utilisé pour les chauffeurs de taxi, dans la question précédente, s'applique aux enfants dans les écoles. Tout ostracisme à l'égard d'un enfant, parce qu'il est noir, n'est qu'une manifestation de racisme.

Le problème des enfants dont un membre de la famille est atteint de SIDA et, à fortiori, des enfants eux-mêmes malades, est plus important. Dans le premier cas, la question ne se pose pas si l'enfant n'est ni malade ni porteur du virus. En effet, comment un enfant, ou un adulte, non porteur de virus, pourrait-il transmettre à quelqu'un d'autre une maladie qu'il n'a pas?

Le seul problème important, en fait, est d'évaluer les risques de contagion, c'est-à-dire de transmission du virus d'un individu porteur de ce virus à son entourage. Toutes les données dont nous disposons actuellement nous indiquent de façon très claire que le SIDA ne peut être transmis que par le sang ou à la suite de relations sexuelles. Aucun cas de SIDA n'a été observé, en dehors des modes de transmission précités, parmi les membres des familles où il y avait une personne atteinte, dans les communautés, telles que les hôpitaux ou les écoles. Le virus est un virus très peu contagieux, rapidement détruit lorsqu'il est à l'extérieur de l'organisme et qui ne se transmet que de façon très spécifique et restrictive.

Le centre américain pour le contrôle des maladies indique qu'il ne semble pas exister de risque de transmission du SIDA d'un élève malade à un autre. Il propose, cependant, d'isoler dans des secteurs restreints les enfants d'âge pré-scolaire infectés, handicapés neurologiquement, sujets à des incontinences, dont le comportement incite à mordre ou à griffer ou présentant des lésions suintantes ne pouvant être recouvertes.

Est-on vraiment certain que le SIDA ne peut se transmettre que par les contacts sexuels ou autres contacts de muqueuse à muqueuse?

On commence à bien connaître le mode d'infection du virus du SIDA et les différentes étapes qui sont nécessaires pour que le virus puisse pénétrer dans l'organisme et s'y multiplier. On sait que le virus se multiplie essentiellement dans une sous-population des lymphocytes, qui sont des cellules sanguines. On sait que le mode d'infection nécessite le passage du virus dans le sang. C'est pourquoi les contacts sexuels, avec pénétration anale, ainsi que l'utilisation d'aiguilles non stérilisées, sont les deux principaux facteurs de transmission de la maladie.

Le virus a effectivement été trouvé dans diverses sécrétions de l'organisme, telles que les larmes ou la salive. Sur les milliers de cas de SIDA qui ont été étudiés, aucun cas n'implique une transmission par la salive ou par les larmes. Cela ne veut pas dire que ce mode de transmission soit absolument impossible. L'application, par exemple, de salive contenant du virus sur une plaie pourrait, théoriquement, permettre le passage sanguin du virus, entraînant ainsi une infection. En fait, il y a très peu de virus dans la salive et les chances pour qu'un nombre suffisant de particules virales puissent pénétrer dans la circulation sanguine du receveur, même dans ces conditions, et provoquer une infection, sont très minimes, voire nulles. Par ailleurs, l'absence de cas de SIDA liée à une transmission par la salive ou les larmes indique que la maladie ne peut pas se transmettre, dans des circonstances normales, ni par voie digestive, ni par voie aérienne.

Les lesbiennes sont-elles susceptibles d'attraper le SIDA?

Cette question soulève le problème de la transmission du virus du SIDA par les liquides organiques autres que le sang. Elle concerne les relations homosexuelles aussi bien qu'hétérosexuelles.

Toutes les sécrétions qui contiennent des lymphocytes sont susceptibles de contenir aussi du virus du SIDA. C'est le cas du sperme, de la salive, des larmes et sans doute aussi des sécrétions vaginales. Mais pour qu'il y ait infection virale, il faut que les lymphocytes infectés puissent se rendre dans la circulation sanguine du receveur. Ceci n'est donc possible que si les sécrétions viennent au contact d'une plaie ou d'une blessure qui saigne. Ces circonstances, envisageables théoriquement, sont, en réalité, très improbables. C'est pourquoi, les échanges de sécrétions, salivaires ou vaginales, représentent un risque extrêmement faible, voire nul, de transmission du virus.

D'ailleurs, de nombreuses études portant sur les membres des familles de patients atteints de SIDA ainsi que sur le personnel hospitalier qui s'occupe de malades, n'ont jamais montré de transmission de la maladie par l'intermédiaire de la salive ou des contacts usuels de la vie courante.

Quels seraient, selon le corps médical, les autres facteurs de contagion?

Les seuls facteurs de contagion connus sont ceux qui ont été recensés dans les questions précédentes. Les scientifiques s'accordent à penser, cependant, qu'en plus du virus du SIDA, il pourrait exister des co-facteurs qui faciliteraient la multiplication et l'expression de ce virus, d'où résulteraient diverses évolutions de la maladie. Le virus du SIDA se multiplie dans une sous-population de lymphocytes, qui sont des cellules sanguines assurant la défense de l'organisme contre les infections. Fait particulier, le virus se multiplie essentiellement lorsque ces lymphocytes sont activés. Cet état d'activation se rencontre lors de diverses situations, en particulier lorsque l'organisme est infecté par des micro-organismes contre lesquels il doit se défendre. Une personne normale, présentant de fréquentes infections, a des lymphocytes en état d'activation permanente, ce qui peut représenter un terrain favorisant la multiplication du virus. On voit ainsi qu'il pourrait exister un parallélisme entre le nombre d'infections rencontrées par un individu et la multiplication du virus du SIDA. Les fréquentes infections par des maladies transmises sexuellement représenteraient alors un co-facteur important pour la multiplication du virus du SIDA.

L'état d'immunosuppression préalable à l'infection par le virus du SIDA pourrait, aussi, jouer un rôle important dans le déclenchement de la maladie. Dans ce cas, la dépression immunitaire engendrée par le virus du SIDA accentuerait davantage encore le déficit initial.

Les états d'immunodépression se rencontrent dans des situations variées mais en particulier à la suite des infections virales. Beaucoup d'infections virales, telles que l'herpès, le virus cytomégalique, etc. entraînent un état d'immunosuppression passager. C'est le cas aussi de la tuberculose. Un état de déficit immunitaire partiel s'observe aussi chez les enfants à la naissance. De même, une malnutrition protidique importante entraîne un déficit de l'immunité accompagné d'une plus grande susceptibilité aux infections. Ainsi, tous ces états pourraient être des co-facteurs qui augmenteraient le degré de multiplication du virus du SIDA et en exacerberaient l'expression. C'est peut-être une des raisons pour lesquelles le SIDA est plus grave chez les nourrissons, plus fréquent chez les individus qui ont un grand nombre de partenaires différents et de fréquentes maladies sexuellement transmises. De même, ce sont peut-être la malnutrition protidique et les infections parasitaires endémiques, qui expliquent les taux élevés de SIDA observés dans certains pays.

 ## L'utilisation d'aiguilles souillées est-elle un facteur de transmission du SIDA?

On sait depuis longtemps que certaines maladies peuvent être transmises par l'intermédiaire d'aiguilles non ou mal stérilisées après utilisation. C'est particulièrement le cas de l'hépatite B.

Parmi la totalité des patients atteints de SIDA, 16% concernent des toxicomanes utilisant des drogues injectables. Dans ce groupe, la transmission du virus du SIDA se fait par l'intermédiaire du matériel d'injection qui est partagé entre plusieurs individus, sans avoir été préalablement stérilisé. De même, dans certains pays pauvres, il existe une médecine parallèle où l'utilisation d'aiguilles et de seringues non stérilisées est fréquente. Ces pratiques sont à l'origine de contaminations infectieuses très fréquentes.

L'utilisation de tout instrument non stérilisé, chez plusieurs individus, est une source potentielle de transmission du SIDA. C'est particulièrement vrai pour les aiguilles et les seringues qui sont en contact avec du sang. Une situation analogue se retrouve lors du tatouage, qui est bien souvent effectué dans de très mauvaises conditions d'hygiène, par l'intermédiaire d'aiguilles non désinfectées. Les instruments utilisés par les dentistes, et en règle générale, par les acuponcteurs, sont stérilisés.

Bien que les risques de transmission du SIDA par l'intermédiaire d'aiguilles souillées soient très importants, la transmission n'est pas obligatoire. En effet, sur les plusieurs centaines de cas de blessures ou de piqûres par l'intermédiaire d'instruments potentiellement infectieux, deux cas seulement de transmission du virus ont été rapportés. Dans les deux cas, il s'agissait, en plus d'une piqûre, de l'injection d'une petite quantité de sang contenant le virus.

Un certain nombre de précautions doivent être prises, néanmoins:
— N'utiliser, de préférence, que des seringues et aiguilles à usage unique.
— Si les aiguilles et seringues doivent être réemployées, il est indispensable qu'elles soient, au préalable, bouillies dans l'eau pendant 10 minutes.
— Ne jamais tordre les aiguilles, ni les remettre dans leur étui.

Donner son sang à la Croix-Rouge ne comporte strictement aucun risque, puisque le prélèvement du sang s'effectue avec du matériel à usage unique qui est jeté après utilisation.

Une femme enceinte, n'ayant pas le SIDA, peut-elle mettre au monde un enfant atteint de cette maladie?

La couleur de la peau de sa mère n'a jamais représenté un risque quelconque pour un enfant. La question est de savoir si une femme enceinte, qui n'a pas le SIDA, peut mettre au monde un enfant atteint de cette maladie.

Il faut distinguer ici deux situations: 1°) la femme n'a pas le SIDA et n'est pas infectée par le virus; 2°) la femme n'a pas le SIDA, mais est infectée par le virus.

Dans le premier cas, les risques sont nuls car une femme qui n'est pas infectée par un virus ne peut pas transmettre un virus qu'elle n'a pas.

Dans le deuxième cas, la transmission du virus de la mère à son foetus est possible dans 2 cas sur 3 environ. Cependant, aucune étude systématique n'a été faite jusqu'à présent chez les femmes enceintes infectées par le virus du SIDA, pour savoir si le risque de transmission est obligatoire ou facultatif, s'il est fréquent ou rare. Cette étude, capitale à faire, nous renseignera sur les risques encourus par l'enfant, sur le mode de réplication et d'expression du virus chez les foetus et nous indiquera la conduite thérapeutique à suivre dans ces cas.

Une femme enceinte, ayant le SIDA, peut-elle mettre au monde un enfant non atteint de cette maladie?

On peut répondre oui, de façon formelle, à cette question. Il existe des observations où des mères, infectées par le virus du SIDA, ont donné naissance à des jumeaux dont l'un d'entre eux seulement était infecté par le virus et pas l'autre.

Une réponse nuancée et chiffrée à cette question est cependant très difficile du fait du manque d'informations suffisantes. On sait que les enfants atteints du SIDA sont le plus souvent contaminés, durant la grossesse, par le sang de leur mère, lorsque celle-ci est infectée par le virus. On ne connaît pas, cependant, les facteurs qui font que l'infection du foetus a lieu ou non. Aucune étude systématique n'a encore été faite chez les mères infectées pour étudier la transmission au foetus. Les observations des mères atteintes du SIDA qui ont donné naissance à des enfants normaux montrent que la transmission du virus n'est pas obligatoire. Ces cas sont d'une importance fondamentale pour la connaissance de la maladie et des facteurs de transmission.

Le SIDA est-il héréditaire? Pourrait-il le devenir?

Non, le SIDA n'est pas une maladie héréditaire. C'est une maladie virale, qui est acquise et non un maladie qui est transmise génétiquement de parents à enfants. Ceci est vrai même dans le cas des enfants qui sont infectés par leur mère durant la grossesse. Dans ce dernier cas, il s'agit d'une infection acquise *in utero* et non d'une maladie héréditaire. La deuxième question est très importante: pourrait-il le devenir? Le virus du SIDA est un virus particulier, qu'on appelle un rétrovirus parce qu'il dispose d'une enzyme, la transcriptase inverse, qui permet à l'ARN viral de se transformer en ADN. Sous forme d'ADN, le virus est alors intégré dans les chromosomes des noyaux cellulaires. Or, la transmission de l'hérédité se fait justement par l'intermédiaire des chromosomes. Les cellules sexuelles, spermatozoïdes et ovules, transmettent les chromosomes des parents, c'est-à-dire les gènes, aux enfants. Si le virus du SIDA s'intégrait, sans être exprimé, à l'ADN des cellules sexuelles, il pourrait alors être transmis aux enfants par le même mécanisme que celui de la transmission des caractères héréditaires. Cela, cependant, est purement spéculatif et rien n'indique que le virus soit intégré dans les cellules sexuelles.

Les personnes qui ont d'autres maladies comme diabète, troubles vasculaires ou cardiaques, anémie, mononucléose, rhumatismes ou arthrose, risquent-elles d'être plus facilement contaminées que des personnes saines?

Les personnes qui sont atteintes de maladies ou de troubles divers, ne sont pas particulièrement exposées à une contamination par le virus du SIDA, sauf si leur état pathologique nécessite l'administration de sang ou de produits sanguins. C'est le cas des sujets qui ont des maladies du sang, comme les anémies, les maladies de l'hémoglobine ou les maladies de la coagulation sanguine.

Des mesures spécifiques, cependant, ont été récemment introduites afin de prévenir le risque de contamination virale par la transfusion sanguine. Il existe trois mesures principales.

1° L'exclusion volontaire des donneurs de sang appartenant aux groupes sociaux chez qui le risque de SIDA est élevé. C'est particulièrement le cas des hommes homo-sexuels ayant de nombreux partenaires différents ainsi que des toxicomanes utilisant des drogues intraveineu-ses. Font aussi partie de cette catégorie, les partenaires sexuels de malades atteints de SIDA ou de sujets infec-tés par le virus du SIDA. Grâce à divers moyens d'infor-mation, les centres de la Croix-Rouge recommandent aux personnes appartenant à ces diverses catégories de s'abstenir de donner leur sang.

2° Le dépistage systématique, sur chaque don de sang, des anticorps dirigés contre le virus du SIDA. Les résultats positifs de ce dépistage indiquent que la personne qui a donné son sang peut être infectée par le virus du SIDA. Le prélèvement de sang est alors automatiquement ex-clu de toute utilisation thérapeutique.

3° L'inactivation des concentrés des facteurs de coagula-tion. Le plasma de plusieurs milliers de donneurs de sang entre dans la constitution de concentrés des fac-teurs de coagulation utilisés pour les malades souffrant d'une pathologie de la coagulation, telle que l'hémophi-lie. Les procédés d'inactivation virale, tels que le chauf-fage des concentrés de coagulation, entraînent une des-truction du virus du SIDA. Ce procédé est généralisé et les hémophiles reçoivent maintenant des concentrés anti-hémophiliques qui ne contiennent plus de virus in-fectieux du SIDA.

 ## Quels sont les symptômes les plus apparents du SIDA?

Il existe deux manifestations cliniques principales: le sarcome de Kaposi et la pneumonie à *Pneumocystis carinii.*

Le sarcome de Kaposi est la manifestation initiale et isolée dans 25% des cas de SIDA. Il s'agit d'une infection maligne qui atteint la peau et qui, dans le SIDA, peut atteindre les ganglions, les poumons, le système digestif, etc.

Le *Pneumocystis carinii* est un parasite qui se développe dans les cellules pulmonaires. Chez un individu normal, le système immunitaire se défend très bien contre le développement de ce parasite et l'élimine rapidement. Lorsque le système immunitaire est altéré, comme dans le cas du SIDA, le parasite continue de se multiplier, ce qui entraîne, en quelques semaines, une pneumonie qui peut être mortelle en l'absence de traitement. La pneumonie à *Pneumocystis carinii* représente la première manifestation du SIDA dans 58% des cas. Dans les cas restants, le début de la maladie est marqué, soit par l'association des deux types de manifestations précédentes, soit par la survenue d'une infection virale, microbienne, parasitaire ou fongique (champignon).

Qu'est-ce que le sarcome de Kaposi?

Le sarcome de Kaposi est une maladie qui a été décrite par Kaposi, il y a plus d'un siècle. Elle est caractérisée par l'appartition sur la peau de plaques rouges violettes de petites dimensions. Il s'agit de la prolifération de cellules des vaisseaux situés dans la peau. Cette prolifération fait de la maladie une forme de cancer. Dans sa forme classique, cependant, l'évolution du sarcome de Kaposi est très lente, s'étendant sur 10 ou 20 ans. Cette forme, par ailleurs, est extrêmement sensible aux traitements anti-néoplasiques.

Une autre variété de sarcome de Kaposi a été décrite en Afrique, il y a 25 ans. Cette forme se voit dans les régions de l'Afrique équatoriale et elle représente, au Zaïre, 9% de toutes tumeurs malignes. Elle est dix fois plus fréquente chez les hommes que chez les femmes. Cliniquement, elle se présente sous deux formes: 1°) chez l'adulte, elle est d'évolution lente, identique à la forme que l'on voit dans les autres pays; 2°) chez les enfants, par contre, il .s'agit d'une forme généralisée, localisée à la peau, aux ganglions, au poumon, au tube digestif, etc. C'est une forme agressive, d'évolution rapide, toujours fatale et résistante aux traitements.

Dans le SIDA, le sarcome de Kaposi présente le plus souvent une forme généralisée d'évolution rapide et rebelle aux traitements, similaire à la forme observée chez les enfants africains.

 ## Quelles sont les infections que l'on voit au cours du SIDA?

Un grand enfant ou un adulte a rencontré au cours de sa vie, la plupart des agents infectieux qui existent dans son environnement. Ainsi, il a développé une réponse immunitaire contre ces agents infectieux qui prévient le déclenchement d'une maladie en cas de nouvelle rencontre. En fait, le plus souvent, ces agents infectieux restent présents dans notre organisme, soit dans le tube digestif, soit dans certaines cellules, comme les macrophages; c'est le cas de nombreux agents infectieux, bactériens, viraux ou fongiques. Le virus de l'herpès, par exemple, n'est pas éliminé lors de la primo-infection virale; seule une réponse immunitaire efficace permet le contrôle du développement viral. L'équilibre harmonieux qui est celui d'un individu en bonne santé n'est que le résultat d'un barrage permanent opposé par le système immunitaire aux agents infectieux. Que ce barrage saute, comme c'est le cas dans les déficits immunitaires et dans le SIDA, et la marée infectieuse peut déferler.

Dans le SIDA, ce barrage ne saute en fait qu'en partie. En effet, le virus du SIDA se multiplie dans les lymphocytes qui ont comme rôle d'assurer l'immunité cellulaire. L'immunité humorale, assurée par les anticorps, reste intacte. Aussi les infections rencontrées dans le SIDA seront celles qui sont contrôlées par l'immunité cellulaire. C'est le cas d'un grand nombre d'infections virales (herpès), parasitaires (*Pneumocystis carinii*, Cryptococcose, Toxoplasmose), fongiques (Candida, aspergilose). Des infections microbiennes peuvent se voir aussi, telles que la tuberculose ou certaines mycobactéries atypiques.

Les agents infectieux contre lesquels l'organisme se défend par l'intermédiaire des anticoprs, ne causent habituellement pas de problème dans le SIDA, car les anticorps sont toujours présents et efficaces. C'est le cas de la plupart des infections microbiennes.

 ## Quelles sont les manifestations physiques et psychologiques du SIDA?

Les manifestations physiques et psychologiques du SIDA sont celles observées dans toute pathologie infectieuse chronique et mortelle. Il s'agit d'un malade qui, pendant des mois ou des années, est agressé par des infections différentes, survenant les unes après les autres ou simultanément, qui est soumis à de multiples traitements antibiotiques, et qui se sait atteint d'une maladie mortelle, facteur de développement d'une anxiété considérable.

Sur le plan physique, ces multiples attaques infectieuses sont responsables de perte d'appétit, de fièvre, de grande fatigue et de délabrement de l'état général. Ces malades ont une perte de poids considérable, parfois de plusieurs dizaines de livres, souvent aggravée par une diarrhée persistante. Ceci entraîne une altération considérable de l'état général avec une très grande fatigue leur rendant difficile toute activité. Les infections ont des répercussions physiques particulières, selon leur siège. C'est ainsi que les infections respiratoires entraînent des difficultés à respirer et un essoufflement à l'effort; les infections digestives entraînent une diarrhée chronique, rebelle aux traitements.

Les répercussions psychologiques de cette maladie sont extrêmement importantes. Ce sont celles de toute maladie mortelle où le patient sait qu'il doit mourir, dans un laps de temps bref, du fait de l'absence de traitement efficace. Cette certitude de mort à brève échéance est un facteur considérable d'anxiété. À ceci, s'ajoute un facteur supplémentaire, qui est celui de l'infection. Le malade sait qu'il est porteur d'un virus qu'il a peut-être déjà transmis à d'autres personnes, lors de relations sexuelles. Et cette responsabilité dans l'infection éventuelle, ou le risque d'infection d'autres personnes, génère un sentiment de culpabilité. Enfin, les malades, considérés par les autres comme une source de contagion potentielle, sont souvent victimes d'un ostracisme déplorable dans leur milieu social, familial, voire en milieu hospitalier. Pourtant on sait que la maladie ne se transmet pas par les contacts usuels de la vie courante et que ces malades ne représentent aucun danger pour leur entourage.

C'est une difficile épreuve que d'être malade et de savoir, alors que l'on est jeune et que l'on commence sa vie active, que celle-ci sera bientôt terminée. Mais, être injustement traité comme un pestiféré, ou être abandonné par ses proches ou par le personnel médical, en phase terminale de sa maladie, est une épreuve inhumaine.

 ## À quelles autres maladies pourraient s'apparenter ces symptômes?

Le sarcome de Kaposi est une maladie très rare dans le monde occidental, qui se voit chez les sujets âgés ou chez les sujets qui reçoivent un traitement immunosuppresseur pour une greffe d'organe, par exemple. La maladie est beaucoup plus fréquente dans les pays africains équatoriaux, tels que le Zaïre où elle affecte aussi les enfants et les adolescents. Dans ces groupes, elle revêt une forme généralisée et une évolution très rapide, similaire à celle que l'on observe dans le SIDA. Cette forme d'évolution agressive est très résistante aux différents traitements chimiothérapiques, contrairement à la forme d'évolution lente et peu active que l'on observe chez les sujets âgés.

Les complications infectieuses que l'on rencontre au cours du SIDA ne diffèrent en rien de celles observées dans les autres déficits immunitaires, qu'ils soient congénitaux ou acquis. C'est ainsi qu'au cours d'un traitement chimiothérapique intense, chez des enfants ou des adultes atteints de leucémie par exemple, il n'est pas rare d'observer le développement de pneumonie à *Pneumocystis carinii*. La différence considérable est que, dans les déficits immunitaires dus aux thérapeutiques, le déficit immunitaire cesse dès l'arrêt du traitement. Au contraire, les patients atteints de SIDA, chez qui le déficit immunitaire est entretenu par la persistance du virus, ont une maladie analogue à celle des bébés atteints d'un déficit immunitaire congénital, chez lesquels la maladie ne régresse pas spontanément.

Existe-t-il des signes avant-coureurs de la maladie?

Le virus du SIDA se multiplie dans les cellules du système immunitaire. Dans certaines circonstances, le virus attaque ces cellules et détruit le système immunitaire. Toute la période précédant la destruction du système immunitaire est inapparente. Dans la forme typique du SIDA, la maladie ne se traduit que par la survenue d'infections contre lesquelles le malade ne peut plus se défendre. Ces infections sont variées et représentent les manifestations cliniques de la maladie en même temps qu'elles constituent un danger encouru par le malade.

Il existe cependant d'autres modes possibles d'évolution. Pour un malade atteint de SIDA, il existe environ 50 à 100 personnes infectées par le virus et qui ne présentent pas de signes cliniques. Ce sont des porteurs sains de virus. L'infection par le virus est chronique et dure toute la vie. Nous ne disposons pas suffisamment de recul, dans l'étude de la maladie, pour savoir le devenir de ces porteurs sains de virus. Il semble, cependant, que 5 à 7% d'entre eux pourraient développer le SIDA dans les 5 ans qui suivent l'infection. En plus de ces deux grandes catégories, soit de patients atteints de SIDA, soit de porteurs sains du virus, il existe un troisième groupe de patients qui sont porteurs du virus et qui présentent des manifestations cliniques minimes. Dans ce groupe, appelé ARC (AIDS Related Complex), les patients présentent une augmentation du volume des ganglions, accompagnée ou non d'affaiblissement de l'état général, de fièvre, de diarrhée, etc. Dans 10% des cas de patients atteints d'ARC, la maladie progresse vers le SIDA confirmé, d'évolution mortelle. Dans les autres cas, le malade conserve une symptomatologie clinique modérée, tout à fait compatible avec une vie normale.

Le SIDA est-il toujours mortel?

Oui, dans sa forme typique et complète, le SIDA est une maladie qui est toujours mortelle. La mortalité est de 60%, 2 ans après le début de la maladie. Elle est voisine de 100% après 3 ans d'évolution. La maladie est mortelle parce que le déficit immunitaire présenté par les patients est spontanément irréversible. Ce déficit s'accentue encore à chaque nouvelle attaque infectieuse. Ceci a pour conséquence, pour le malade, de lutter de plus en plus difficilement contre les agents infectieux présents. Or, les médicaments, comme les antibiotiques, ne sont pas actifs dans toutes les catégories d'infections. Même dans les infections où les médicaments sont efficaces, ils n'ont qu'un rôle d'appoint en permettant de détruire la plus grande partie des micro-organismes. Bien souvent, ils ne peuvent pas détruire la totalité des parasites ou des champignons et ce rôle est celui du système immunitaire. Lorsque l'immunité est défaillante, ce rôle n'est plus assuré et les infections sont chroniques car les micro-organismes continuent de se multiplier. La mort est alors la conséquence d'une marée infectieuse que l'organisme ne parvient plus à endiguer.

Dans quel cas, peut-il ne pas être mortel et pourquoi?

Le SIDA est la forme complète et mortelle de la maladie. A côté de cette forme, il existe un autre tableau appelé ARC (AIDS Related Complex). Les patients atteints du syndrome ARC présentent de gros ganglions, dans les régions du cou, des aisselles ou des aines. Ces ganglions, appelés lymphadénopathie, ne sont pas douloureux. Ils peuvent persister pendant des années, sans modification apparente. Il faut savoir que cette lymphadénopathie ne représente pas une maladie en soi, mais n'est qu'une manifestation de maladies extrêmement variées. Les ganglions peuvent traduire l'existence d'une maladie infectieuse, inflammatoire, maligne, etc. La présence de ganglions justifie une consultation médicale. Dans le SIDA, cette lymphadénopathie peut être isolée ou accompagnée de signes généraux tels que: fatigue, fièvre, manque d'appétit. Les examens biologiques montrent qu'il existe un déficit immunitaire et que le virus du SIDA est présent. Cette forme de la maladie n'est pas mortelle et les malades ne présentent pas davantage d'infections que les individus normaux. Dans 10% des cas, cependant, les patients présentant un syndrome ARC évoluent vers une forme plus complète du SIDA avec le pronostic de cette dernière.

On estime que pour une personne atteinte de la forme complète du SIDA, il y a 10 personnes présentant un syndrome ARC et 50 à 100 personnes qui sont des porteurs asymptomatiques du virus. Par manque de recul, les données concernant ces dernières sont mal précisées. Il semble, toutefois, que 5 à 7% des porteurs asymptomatiques de virus — c'est-à-dire des gens infectés par le virus, mais ne présentant pas de manifestation clinique — pourraient développer une forme complète et mortelle du SIDA.

Quelle est l'évolution d'un porteur du virus du SIDA asymptomatique?

Dans la population nord-américaine, 2 individus sur mille sont infectés par le virus du SIDA sans présenter aucune manifestation clinique. Devant cette constatation, il n'est pas possible, pour l'instant, de savoir si le malade est en phase de début de la maladie, ou s'il s'agit d'une personne qui ne développera jamais d'évolution clinique. Quoi qu'il en soit, les risques de développer une maladie grave dans les mois ou années qui suivent semblent inférieurs à 10%.

La constatation de la présence de virus ou d'anticorps dirigés contre le virus chez un individu, même en l'absence de signes cliniques, implique la pratique d'un bilan complet, tant clinique que biologique ainsi qu'une surveillance régulière au cours des années ultérieures.

Nous ne savons pas pourquoi certaines personnes, infectées par le virus, développent une maladie grave, alors que d'autres ne développeront qu'une maladie bénigne ou ne présenteront aucune manifestation clinique. Il est possible que des facteurs génétiques, d'environnement ou des co-facteurs, tels que dénutrition ou infections simultanées, favorisent certains types d'évolution.

Il est indispensable qu'une personne infectée par le virus du SIDA soit informée de cette infection. Il est, en effet, indispensable que cette personne soit suivie régulièrement sur le plan médical et qu'elle soit suffisamment informée des modes de propagation de la maladie pour prendre toutes les précautions nécessaires. Cette personne, pouvant infecter ses partenaires sexuels, doit éviter toute relation sexuelle ou avoir des rapports sexuels protégés. Étant donné la gravité du risque d'infection des partenaires, tout doit être fait pour que le partenaire soit informé. Seul le patient, en fait, est responsable de cette décision. Il est cependant souhaitable qu'un médecin puisse compléter l'information donnée au partenaire afin que ce dernier soit au courant de toutes les conséquences possibles et qu'il soit suivi régulièrement, le cas échéant.

En conclusion, un individu porteur de virus:
— doit s'abstenir absolument de donner son sang;
— doit prévenir son ou ses partenaires sexuels;
— doit être très prudent dans ses rapports sexuels (condoms ou interruption du coït);
— ne doit pas prêter son rasoir, sa brosse à dents et doit avoir, pour le reste, les précautions d'hygiène habituelles;
— les femmes infectées par le virus du SIDA doivent s'abstenir de toute grossesse.

 ## Quelle est l'évolution d'un porteur de virus qui présente des signes cliniques mineurs?

Il y a environ 5 à 10 fois plus de patients infectés par le virus et qui présentent des signes cliniques mineurs que de patients atteints de la forme grave de SIDA.

Ce groupe de patients présentant des signes mineurs est appelé ARC (AIDS Related Complex). Le signe clinique le plus fréquemment rencontré est une lymphadénophathie, c'est-à-dire une augmentation du volume des ganglions lymphoïdes. Ces ganglions se trouvent sous les aisselles, dans les aines, dans le cou. L'évolution de la lymphadénopathie est chronique, dure pendant des mois ou des années, et n'entraîne aucune complication. Ces ganglions ne sont pas douloureux. Parfois, ils sont totalement isolés; parfois ils s'accompagnent d'autres manifestations, telles que de la fatigue, un manque d'appétit, parfois de la fièvre ou un amaigrissement. Dans d'autres cas, il existe des manifestations d'infection, telles qu'un muguet ou une diarrhée chronique évoluant pendant plusieurs semaines ou mois.

Les patients qui présentent un tel tableau doivent être suivis médicalement de façon régulière, tous les 3 mois environ. Ils ne doivent être traités que si des infections apparaissent.

Il est important de savoir que les risques de propagation du virus à des tiers ne sont pas plus grands chez les patients qui présentent un ARC ou une forme évoluée du SIDA que chez les individus qui sont porteurs du virus sans présenter aucune manifestation clinique. Ces différentes catégories de personnes sont soumises aux mêmes précautions que celles décrites dans la question 48.

 ## Comment faire le diagnostic de SIDA?

Le diagnostic de SIDA est essentiellement un diagnostic clinique fait par le médecin devant l'ensemble des caractéristiques de la maladie. Il doit être confirmé par le laboratoire qui montre l'existence: 1) d'un déficit immunitaire; 2) d'une infection par le virus LAV/HTLV-III.

1) Le déficit immunitaire, qui est responsable du développement des infections, peut être mis en évidence par les tests suivants:
— Les tests cutanés d'hypersensibilité retardée. Ces tests permettent de mesurer le degré d'immunité cellulaire de notre organisme à l'égard de certains agents infectieux déjà rencontrés, tels que: le bacille tuberculeux, le Candida, le streptocoque, etc. Des tests négatifs chez un grand enfant ou un adulte évoquent fortement l'existence d'un déficit immunitaire.
— Étude des lymphocytes. Le virus du SIDA se développe électivement dans les lymphocytes et en particulier dans une sous-population des lymphocytes appelée T4, qu'il détruit. La mesure du nombre de lymphocytes et de lymphocytes T4 permet donc d'évaluer le degré du déficit immunitaire et de la destruction de cette population par le virus. Il existe une autre sous-population lymphocytaire appelée T8 qui est normalement 2 fois moins importante que la population T4. Ainsi, chez une personne normale, le rapport T4/T8 est voisin de 2. Dans le SIDA, où il y a une destruction privilégiée des cellules T4, le rapport T4/T8 est presque toujours inférieur à 1.
2) Détection du virus du SIDA. Le virus du SIDA peut être isolé à partir des lymphocytes du patient. Après prélèvement du sang, il faut purifier les lymphocytes, les stimuler afin d'augmenter la prolifération du virus et les garder en culture pendant plusieurs semaines. Deux à trois fois par semaine, les surnageants de culture sont testés afin de mesurer la transcriptase inverse qui est l'enzyme spécifique du virus.

L'isolement du virus représente une méthode spécifique mais longue, délicate et coûteuse.

La détection des anticorps contre le virus du SIDA peut être faite par des tests sérologiques. Il a été observé, en effet, que certains anticorps sont présents lorsque le virus est présent. Les anticorps dirigés contre le virus du SIDA peuvent être mis en évidence par diverses méthodes, telles que la méthode ELISA, l'immunofluorescence indirecte, le Western-blot, ou la radio-immunoprécipitation. Chacune de ces méthodes a ses avantages et ses inconvénients respectifs.

 ## Quelle est la signification de la présence d'anticorps anti-virus du SIDA dans le sang?

La présence d'anticorps anti-HTLV-III/LAV dans le sang d'une personne signifie que cette personne a rencontré le virus et a développé des anticorps. La découverte d'une séropositivité (ou séroconversion = présence d'anticorps) implique certaines mesures.

1) L'importance de la découverte d'anticorps chez un individu implique de refaire le test, éventuellement sur un deuxième échantillon de sang.

Différentes techniques peuvent être utilisées pour détecter les anticorps dirigés contre le virus du SIDA. La plus fréquemment utilisée est la technique ELISA (Enzyme-Linked Immuno-Sorbent Assay). Cette technique consiste à déposer du virus inactivé au fond des puits d'une plaque en matière plastique. L'échantillon de sérum à tester est alors déposé dans le puits. Grâce à une action enzymatique révélatrice, la présence d'anticorps spécifiquement dirigés contre le virus est alors révélée par une réaction colorée quantifiable. Cette technique est très sensible, rapide et peu coûteuse. Elle permet de tester un très grand nombre d'échantillons. Dans l'état actuel de la technique, le test ELISA, bien qu'extrêmement fiable, possède tout de même une certaine marge d'erreur. Ceci impose qu'un individu trouvé positif soit testé une deuxième fois.

Lorsqu'un doute persiste, d'autres techniques peuvent être utilisées. Ce sont des techniques de confirmation.

L'immunofluorescence indirecte représente une technique de détection et de confirmation simple, très sensible et spécifique, peu coûteuse. Les techniques de Western-blot (WB) et de radio-immuno-précipitation (RIPA) sont des techniques de référence qui sont très sensibles, spécifiques mais coûteuses et délicates à effectuer.

2) Une fois confirmée la présence d'anticorps anti-virus du SIDA, cette séropositivité doit être interprétée. La présence de ces anticorps ne signifie pas que l'individu testé présente un SIDA. Elle signifie que la personne a été en présence du virus. En l'absence de signes cliniques et biologiques, il est impossible actuellement d'évaluer le moment où l'infection par le virus a eu lieu. Cette infection peut remonter à quelques semaines ou à plusieurs années. Le virus du SIDA a la particularité cependant de persister dans l'organisme, même en présence d'anticorps. Aussi, la personne chez qui des anticorps anti-SIDA sont détectés doit se considérer comme potentiellement contagieuse, s'abstenir de donner de son sang, prévenir ses partenaires sexuels, et prendre des précautions lors des relations sexuelles.

Les risques que présente un individu, porteur d'anticorps contre le virus du SIDA, en l'absence de manifestations cliniques, sont difficiles à évaluer. Avec un recul de deux à quatre ans, il semble que les risques d'apparition de la maladie soient aux environs de 5 à 10%. Dans ce but, il est indispensable que toute personne séropositive ait une surveillance médicale régulière, une ou deux fois par an, avec un bilan clinique, immunologique et virologique.

Quelles sont les précautions que doit prendre une personne infectée par le virus du SIDA à l'égard de son entourage?

Deux mesures s'imposent formellement chez toute personne infectée par le virus du SIDA, qu'elle présente ou non des manifestations cliniques:

— s'abstenir formellement de donner son sang;
— prévenir ses partenaires sexuels de son état.

Le virus est présent dans le sperme et transmis lors des relations sexuelles. Celles-ci doivent donc être protégées (condoms ou coït interrompu avant l'éjaculation (safe sex).

Il faut, par ailleurs:

— éviter de prêter sa brosse à dents ou son rasoir;
— prévenir le dentiste, en cas de traitement dentaire;
— les femmes infectées par le virus doivent s'abstenir de grossesse;
— aucune précaution supplémentaire n'est nécessaire, si ce n'est de respecter les mesures d'hygiène habituelles.

À l'égard de l'entourage familial, aucune précaution particulière n'est requise en dehors de celles énoncées ci-dessus. En effet, lors de multiples études effectuées dans l'entourage familial de personnes infectées par le virus, aucun cas de SIDA ou d'infection n'a été détecté en dehors d'un transfert sexuel. Ceci est vrai, même après des contacts étroits et prolongés durant plusieurs années avec des patients atteints de SIDA. Ces observations prouvent que la transmission du virus n'est pas possible, en dehors de l'activité sexuelle, lors des contacts habituels de la vie courante. Aussi, il n'est pas nécessaire de faire subir un traitement particulier ou de désinfecter la vaisselle et les vêtements utilisés par le patient. Les modes de nettoyage habituels recourant à l'utilisation de détergent et d'eau chaude, sont suffisants.

En ce qui concerne l'entourage professionnel, les mêmes mesures sont applicables.

Dans certains pays, il est interdit par la loi de licencier ou de mettre à la porte de leur logement les personnes infectées par le virus. Il est évident que rien, dans l'épidémiologie de cette maladie, ne justifie la mise à la porte de leur emploi ou de leur logement, de ces personnes. Ces injustices doivent effectivement être empêchées, si elles ne peuvent être prévenues. Ceci est tout aussi vrai pour le personnel administratif en contact avec le public et particulièrement pour les professeurs. Qu'un professeur malade puisse continuer de donner des cours à des enfants est un point qui soulève une grande émotivité dans le public. Cependant, il n'y a aucun risque et ces personnes doivent être maintenues dans leur emploi.

Une personne atteinte de SIDA peut-elle avoir des contacts avec les autres membres de sa famille et les embrasser, les cajoler, les serrer dans ses bras, ou doit-elle être isolée?

Les études concernant la propagation du virus ont montré que celle-ci survenait lors des contacts sexuels, par utilisation de seringues et d'aiguilles non désinfectées et lors de l'utilisation de produits sanguins infectés par le virus. Aucun cas de SIDA n'a été observé, autre que transmis sexuellement, dans les familles des malades atteints, dans les communautés telles que les hôpitaux ou les écoles, ou parmi le personnel de laboratoire appelé à manipuler du sang potentiellement infectieux. Des travaux récents ont été effectués dans les familles d'hémophiles atteints de la maladie ou porteurs du virus du SIDA. La recherche de virus effectuée chez les différents membres de l'entourage familial des malades a toujours été négative. Ces observations confirment les résultats qui avaient été préalablement observés et indiquent de façon très évidente que le virus du SIDA est peu contagieux et ne se transmet que de façon spécifique.

En conséquence, il n'y a pas de danger de contamination par l'eau, par l'air, par les contacts de la vie courante et lors des relations habituelles que l'on peut avoir avec autrui.

Une personne qui est atteinte de SIDA, ou porteur du virus, doit s'abstenir de donner son sang, doit éviter d'avoir des rapports sexuels ou avoir des relations sexuelles protégées après avoir prévenu son partenaire. Elle doit prendre, enfin, les précautions d'hygiène habituelles.

Que suggérer comme ligne de conduite aux responsables de groupes de travailleurs, d'employés ou d'étudiants dont certains membres sont atteints de SIDA?

Certains pays ont voté une loi interdisant de prendre des mesures ségrégationnistes à l'égard d'individus atteints de SIDA ou porteurs du virus. Il est formellement interdit, par exemple, de les chasser de leur travail ou de leur domicile.

Les connaissances que nous avons maintenant quant au faible degré de contagiosité du virus et à ses modes spécifiques de propagation, permettent d'affirmer que les risques d'infection des individus lors des contacts usuels de la vie courante sont pratiquement nuls. Étant donné les réactions de panique qui ont pu se développer dans la population, conduisant parfois à des mesures totalement injustifiées, la mise en vigueur d'une telle loi peut être souhaitable. Il faut cependant faire face à l'inquiétude légitime des travailleurs, étudiants ou parents confrontés à ce problème. Seule une information précise concernant la maladie et sa propagation peut les rassurer et leur faire comprendre que les risques qu'ils rencontrent dans leur milieu de travail ou auxquels leurs enfants sont exposés à l'école, sont inexistants. Seule une meilleure compréhension et une meilleure connaissance de cette maladie permettront de désarmer l'anxiété qu'elle génère et une bonne information est le véhicule de cette connaissance.

Y a-t-il des risques de transmission du SIDA dans les écoles?

On se souvient des manifestations de panique qui ont eu lieu lors de la rentrée scolaire de 1985 aux États-Unis, mais aussi au Canada et en Europe. Étant donné le mode de propagation de la maladie, ces réactions de panique sont totalement injustifiées.

Pour que le virus puisse être transmis, il faut qu'il y ait contact entre un liquide organique d'une personne infectée et la circulation sanguine d'une autre personne. La circonstance où un enfant infecté par le virus irait appliquer une plaie qui saigne sur la blessure saignante d'un autre enfant semble bien improbable. En fait, il n'y a guère qu'un risque qu'il faut éviter chez les grands enfants: c'est la pratique de l'échange de sang lors des pactes.

Après une étude soigneuse, le centre d'épidémiologie américain d'Atlanta a conclu à l'absence de risque de transmission du SIDA d'un élève à l'autre ou d'un professeur à un élève, en ce qui concerne les grands enfants.

Pour les enfants d'âge pré-scolaire infectés, sujets à des incontinences d'urine et de selles ou dont le comportement incite à mordre ou à griffer, le centre d'épidémiologie a conseillé un isolement en secteur restreint afin d'éviter la transmission théorique mais possible de virus par l'intermédiaire de lésions ouvertes de la peau.

Quelles sont les précautions à prendre pour soigner à domicile des malades atteints de SIDA?

Les membres de la famille d'un malade atteint de

SIDA n'ont pas à craindre de contracter la maladie par contact normal et les précautions requises pour traiter un malade atteint de SIDA, tant en milieu hospitalier qu'à domicile, sont identiques à celles de l'hépatite. Ces mesures visent d'ailleurs autant à protéger le malade de l'apport extérieur de tout agent infectieux, que l'entourage.

Lavage des mains: Le port de gants à usage unique n'élimine pas la nécessité d'un lavage minutieux des mains. Par conséquent, se laver les mains à l'eau et au savon, avant et après tout contact avec le malade, ainsi qu'avec des articles de soins contaminés par du sang ou des liquides organiques du malade.

Port d'un masque: Le masque n'est pas nécessaire. Il peut être recommandé en cas de contact direct et soutenu avec des malades toussant beaucoup.

Gants: Il est nécessaire de porter des gants à usage unique pour manipuler toute substance potentiellement infectieuse, tels que le sang ou les liquides organiques.

Aiguilles et seringues: N'utiliser que des articles à usage unique. Prendre grand soin de ne pas se blesser avec l'aiguille. Pour cela il faut éviter de remettre l'aiguille utilisée dans sa gaine protectrice. Avant de la jeter, remplir la seringue d'eau de javel non diluée et la placer ainsi que l'aiguille dans un contenant non perforable (par exemple un bocal de plastique à ouverture large, doté d'un couvercle qui se visse). Placer ensuite ce contenant dans un sac à déchets en plastique et jeter le tout avec les autres ordures ménagères.

Thermomètre: Laver à l'eau savonneuse tiède. Faire tremper 10 minutes dans l'alcool à 70%; essuyer et ranger. Réserver le thermomètre à l'usage du malade.

Linge: Manipuler avec des gants. Placer tout article vestimentaire contaminé par du sang, des sécrétions ou des excrétions dans un sac de plastique, et laver à l'eau savonneuse chaude, javélisée si le tissu le permet.

Vaisselle: Aucune précaution particulière ne s'impose. L'emploi d'un lave-vaisselle automatique convient parfaitement.

Élimination des déchets: Dans la chambre du malade, prévoir un contenant distinct garni d'un sac en plastique pour les déchets. Avant de jeter ce sac avec les autres ordures ménagères, prendre soin de bien le fermer et de le placer dans un autre sac de plastique dans la poubelle.

Salle de bain: Cette pièce peut être partagée avec les autres membres de la famille. Nettoyer et désinfecter avec une solution d'eau de javel tout dispositif visiblement souillé.

Solution d'eau de javel utilisée: employer une solution d'hypochloride de sodium à 5,25% diluée au dixième. Pour ce faire, mélanger une partie d'eau de javel (par exemple JAVEX) et 9 parties d'eau froide. Préparer une nouvelle solution chaque jour. Laisser cette solution 10 minutes sur toute surface contaminée.

Quelles sont les précautions que doit prendre le personnel soignant?

Depuis 5 ans que l'on suit la maladie, il n'y a eu aucun cas de transmission de SIDA, liée aux soins donnés aux malades, parmi le personnel hospitalier. De même, aucune séroconversion ni infection par le virus n'ont été détectées parmi les membres des personnels soignants. Cela indique

que si le SIDA est indiscutablement une maladie infectieuse, celle-ci est très peu infectieuse et requiert des voies de contamination spécifiques.

Les soins nécessitent les mêmes précautions que celles qui sont observées pour l'hépatite B. Il faut se rappeler que ces malades présentent un déficit immunitaire et que les précautions d'asepsie que l'on prend sont davantage pour les protéger de la rencontre d'agents pathogènes que pour se protéger soi-même d'un risque pratiquement inexistant.

Lors des soins rapprochés, certaines mesures s'imposent. Il faut porter des gants lors des prises de sang ou lorsque l'on est en contact avec les excrétions du malade. Le port de gants à usage unique n'élimine pas la nécessité d'un lavage des mains au savon et à l'alcool. L'alcool détruit le virus très rapidement.

Les instruments utilisés pour le malade doivent être de préférence des instruments à usage unique. S'ils ne le sont pas, ils doivent être stérilisés ou désinfectés selon les techniques habituelles (voir question 56).

Les autres mesures sont des mesures d'hygiène hospitalière habituelles.

 ### Quelles sont les précautions à prendre par les membres du personnel de laboratoire?

Le personnel de laboratoire qui manipule des échantillons provenant de patients atteints de SIDA, tels que: sang, liquides organiques, cellules, tissus, etc. doit prendre certaines précautions.

1) Porter une blouse de laboratoire et des gants lors de la manipulation du matériel potentiellement contaminé.

2) N'utiliser de préférence que du matériel à usage unique, en plastique; manipuler les aiguilles avec de grandes précautions afin d'éviter toute blessure. Ne jamais les tordre ni les remettre dans leur étui.

3) Ne jamais pipetter à la bouche mais utiliser des systèmes d'aspiration automatique.

4) Se laver les mains au savon et à l'alcool après avoir terminé ses travaux. Nettoyer les surfaces de travail avec un produit désinfectant efficace.

5) Il est recommandé d'effectuer les manipulations pouvant entraîner une concentration ou une projection de particules virales dans des enceintes de sécurité telles que des hottes à flux laminaire.

 Quelle attitude devrait avoir une famille dont l'un des membres est atteint du SIDA?

L'attitude d'une famille à l'égard d'un individu atteint du SIDA peut être analysée sur deux plans distincts: au plan de la contagion et au plan affectif.

Les risques de contagion sont de deux types: lors des relations sexuelles et par le risque de transmission, théorique mais possible, du virus présent dans les fluides organiques (sang, selles) par l'intermédiaire de lésions ouvertes de la peau. Aussi, des précautions sont-elles à prendre lors des relations sexuelles et lors des soins donnés aux malades (question 56). Aucune autre précaution particulière n'est requise, étant donné qu'aucun risque n'est à craindre lors des contacts usuels de la vie.

Ces informations sont un élément majeur pour résoudre les problèmes et difficultés qui existent fréquemment au sein de ces familles. Bien souvent, le malade a un sentiment de culpabilité et une grande crainte d'infecter ses proches. À l'inverse, les membres de la famille peuvent avoir peur d'être contaminés. Cette peur peut se manifester par un rejet aigu du malade ou, si elle est plus inconsciente, engendrer de graves difficultés relationnelles. Il faut que les membres de la famille connaissent les difficultés particulières que cette maladie soulève chez les patients. En plus de l'angoisse que génère toute maladie grave, potentiellement mortelle, s'ajoute un sentiment de culpabilité que comporte la crainte de contaminer des êtres chers. Ce sentiment va pousser le malade à éviter les contacts physiques et à prendre un grand nombre de précautions non justifiées, qui risquent de le faire vivre progressivement en marge de la famille. Il est facile d'avoir bonne conscience et de masquer ainsi sa peur si l'on peut se dire que c'est le malade lui-même qui réclame ces mesures.

Dès que la maladie est connue, il est donc indispensable:

— d'effectuer un examen médical et des tests biologiques (bilan immunologique et viral) de tous les membres de la famille;

— d'obtenir toutes les informations concernant l'évolution de cette maladie et ses modes de transmissions;

— de définir, avec le médecin traitant, les précautions à prendre en ce qui concerne les relations sexuelles et la vie courante;

— une fois ces mesures acceptées par le malade et par les membres de la famille, les appliquer régulièrement sans les remettre en question;

— mener ensuite une vie aussi normale que possible en donnant au malade toute l'affection que son état requiert et les manifestations de tendresse qu'il aurait eues s'il n'était pas malade.

Quels sont les tests qui sont effectués sur les flacons de sang prélevés par la Croix-Rouge?

Chaque flacon de sang est systématiquement testé à la recherche d'anticorps dirigés contre le virus du SIDA. Le test utilisé est un test ELISA; il s'agit de boîtes en plastique de 96 puits au fond desquels est fixé le virus inactivé. Une goutte de chaque échantillon de plasma à tester est alors déposée dans les puits. Si l'anticorps est présent, il se fixe sur le virus et par l'activation d'un système enzymatique révélateur, entraîne une modification de couleur qui peut être mesurée. Ce test ELISA est d'une très grande sensibilité; il se fait rapidement et permet de tester une très grande quantité d'échantillons à la fois. Il est peu onéreux et représente donc le test de dépistage par excellence.

Dans l'état actuel du test vis-à-vis du virus du SIDA, son seul inconvénient est qu'il donne un certain nombre de résultats faussement positifs. Afin d'éliminer cette difficulté potentielle, tout sang positif est retesté deux fois.

Avant que le résultat d'un test positif ne soit communiqué au donneur de sang, le flacon de sang incriminé est à nouveau testé en utilisant une méthode très spécifique, telle que le Western-blot. Ce n'est qu'après l'obtention du résultat définitif par ce test de référence que le donneur de sang sera avisé d'un résultat positif.

La Croix-Rouge canadienne a commencé depuis le 1er octobre 1985 à tester tous les produits sanguins qu'elle manipule à l'aide du test ELISA. Elle envisage de tester 1 200 000 échantillons de sang au cours de l'année. Cette opération représente un coût supplémentaire de l'ordre de cinq millions de dollars pour la première année.

 La Croix-Rouge demande constamment du sang. Tout le monde donne du sang: les individus de différents groupes ethniques, les homosexuels, les hétérosexuels, etc. Face aux caractéristiques de contagion du SIDA, comment la Croix-Rouge va-t-elle opérer pour classifier, accepter ou refuser les donneurs de sang?

Il s'agit là d'un problème auquel la Croix-Rouge a toujours été confrontée et qu'elle a su régler avec efficacité. Le problème qui se pose actuellement pour le SIDA a déjà été soulevé antérieurement pour d'autres infections comme celles de l'hépatite B. L'hépatite B est transmise par un virus, le virus HB, dont un certain nombre d'individus de la population globale sont porteurs chroniques. La transfusion de sang infecté par le virus HB entraîne, chez le receveur, le développement d'une hépatite (jaunisse). Confrontée à ce problème, la Croix-Rouge a mis en place des mesures spécifiques consistant à tester systématiquement tous les flacons de sang afin d'éliminer ceux des sujets infectés par le virus HB.

Face au risque de transmission du virus du SIDA, la Croix-Rouge utilise trois mesures préventives spécifiques.

1° Exclusion des donneurs de sang appartenant à des groupes sociaux où les risques d'infection par le virus du SIDA sont élevés.

Il s'agit essentiellement d'hommes homosexuels, de toxicomanes, de sujets provenant de zones endémiques où la fréquence du SIDA est élevée, ainsi que des partenaires sexuels des individus précédents. À l'aide de différents moyens d'information, les individus appartenant aux groupes sociaux mentionnés sont priés de s'abstenir de donner du sang. S'ils désirent, néanmoins, donner du sang, un questionnaire anonyme leur permet de mentionner que ce sang doit être utilisé à des fins de recherche exclusivement et ne pas être transfusé à des patients.

2° Dépistage systématique des anticorps dirigés contre le virus du SIDA. La recherche des anticorps dirigés contre le virus du SIDA est effectuée de façon systématique sur les flacons de sang prélevé chez chaque donneur. En cas de positivité du test, le flacon de sang n'est pas utilisé à des fins thérapeutiques. Après confirmation de la positivité du test, en utilisant d'autres techniques de détection, le donneur est informé du résultat de son examen et prié de consulter un médecin. Il faut signaler que la communication des résultats positifs par la Croix-Rouge à l'individu concerné est couverte par le secret médical et que ces résultats, absolument confidentiels, ne sont communiqués qu'à l'individu testé.

3° Inactivation du virus du SIDA dans les facteurs de coagulation. Les concentrés de facteurs de coagulation utilisés pour le traitement des malades hémophiles, par exemple, sont fabriqués à partir du plasma de plusieurs milliers de donneurs de sang. La présence du virus du SIDA dans certains de ces plasmas peut infecter l'ensemble du lot préparé. Afin de supprimer le risque de transmission du virus aux malades recevant ces facteurs concentrés, des méthodes d'inactivation virale ont été mises au point. Ces procédés utilisent le chauffage des fractions préparées qui, s'il diminue légèrement le rendement des facteurs de coagulation, inactive totalement le virus du SIDA.

Par la mise en place de ces différentes mesures préventives, la Croix-Rouge a rendu pratiquement nul le risque de transmission du virus du SIDA lors de transfusions sanguines ou d'administration de produits dérivés du sang.

 ### Pourquoi les malades n'osent-ils pas dire qu'ils sont atteints du SIDA?

«Dans la pensée populaire reste vivace l'ordre des dieux; la maladie demeure pensée comme signe de possession, le corps de l'homme comme lieu de production de forces vitales et l'épidémie comme marque de péché. La maladie, à l'instar de la famine, de l'orage ou des grands fléaux cosmiques, reste un signe des dieux.» C'est ainsi que J. Attali interprète les répercussions sur le peuple des grandes épidémies du Moyen-Age.

Pour l'homme primitif, la maladie est associée à la faute. Le mal est une possession par des esprits malins en punition des fautes commises. Ce qui demeure, ce sont les instincts et les pulsions que la médecine primitive savait si bien utiliser. La médecine scientifique les a ignorés jusqu'à ce que Freud les mette à nouveau en évidence. Ces ondes et ces lumières du domaine magique ont explosé avec une grande violence lors de l'apparition du SIDA. Il est étonnant de voir que pour une grande partie du public, cette maladie a une connotation morale et s'associe plus ou moins consciemment avec l'idée de péché. Et c'est ainsi que de nombreux journaux ont pu titrer en gros caractères: «La vengeance de Dieu».

Les épidémies, parce qu'elles n'apparaissent que peu contrôlables, s'associent toujours à la résurgence d'instincts primitifs. Une maladie sexuelle est un sujet de honte. C'était le cas, au siècle dernier, de la syphilis dont on avait même fait une maladie héréditaire (ce qui est faux) afin de mieux stigmatiser l'infamie. On peut donc aisément imaginer les passions déchaînées par une épidémie, dont un des modes de propagation est sexuel, et qui est plus fréquemment rencontrée chez les homosexuels.

Il est certain que, dans le monde occidental actuel, déclarer avoir le SIDA est un acte de grand courage. En effet, le malade s'expose à un triple opprobe: celui de la maladie sexuelle, celui de la contagion et celui de l'homosexualité éventuelle. Ceci explique que bien des individus cachent leur maladie dans leur milieu professionnel, à leur entourage social, mais même, parfois, au sein de leur famille. Et cela est grave, pour eux d'abord qui sont seuls à faire face aux multiples problèmes que pose leur maladie; mais grave aussi pour le public qui doit être confronté avec cette réalité. Ce n'est que lorsque la population sera suffisamment informée et aura pris conscience de ce qu'est le SIDA, aura départagé les risques réels des risques imaginaires, aura reconnu que cette maladie nous renvoie à des tabous, des croyances et des pulsions primitives, que les manifestations de panique injustifiée pourront être arrêtées. C'est la raison pour laquelle il est indispensable que les gens atteints de SIDA aient le courage, même si c'est difficile, de l'annoncer. Il est tout aussi indispensable que les pouvoirs publics protègent ces personnes dans leurs droits fondamentaux et votent, si cela est nécessaire, des lois afin de leur éviter l'expulsion de leur logement ou de leur emploi.

Comment concilier les droits de la personne et ceux de la société vis-à-vis des groupes sociaux les plus fréquemment atteints?

Dans les mesures qui sont appliquées actuellement en vue de réduire le risque de transmission du virus par l'utilisation de produits sanguins, il n'existe aucune discrimination. La Croix-Rouge demande, en effet, aux individus porteurs du virus, ou à ceux qui font partie de groupes sociaux dans lesquels l'incidence du virus du SIDA est élevée, de s'abstenir de donner leur sang. Cela est fait sur une base volontaire et non discriminatoire. Il faut souligner, à nouveau, que les personnes d'origine haïtienne ou originaires d'États d'Afrique centrale, ne font pas partie de groupes à risque parce qu'elles sont originaires de ces pays. Il a été prouvé que, dans la population haïtienne, les facteurs de transmission de la maladie étaient tout à fait identiques à ceux observés dans les autres groupes de population. Il s'agit de transmission lors des relations sexuelles mais surtout de transmission du virus lors des transfusions sanguines et du fait de l'utilisation d'aiguilles et de seringues déjà utilisées et non stérilisées.

Depuis que l'on connaît précisément les modes de transmission du SIDA, le terme «groupes à risques» a été supprimé pour être remplacé par le terme «facteurs de risques». On sait, cependant, que les facteurs de risques sont plus importants dans certains groupes sociaux.

Dans certains pays, les individus qui se savent infectés par le virus du SIDA sont obligés, par la loi, de s'abstenir de donner leur sang. Les individus enfreignant cette loi sont passibles de poursuites s'il est prouvé qu'au moment du don de sang, ils se savaient malades ou infectés par le virus du SIDA. Aucune loi de ce type n'existe encore au Canada.

 ## Quel est l'impact sociologique de l'apparition de cette maladie?

L'impact sociologique de cette maladie est considérable sur plusieurs plans.

Les individus atteints sont confrontés à deux problèmes majeurs: être atteints par une maladie mortelle et avoir la certitude d'une mort à brève échéance; être porteurs d'un virus infectieux qui peut être éventuellement transmis à d'autres personnes.

Être confronté à une mort quasi certaine, dans des délais imprévisibles mais courts, est toujours une épreuve redoutable qui peut être ressentie comme d'autant plus injuste que les personnes atteintes sont des adultes jeunes. Mais à cette difficulté, s'en ajoute une autre, peut-être bien plus grande encore, qui est l'ostracisme que, malheureusement, les malades ont trop souvent à affronter. Du fait de leur maladie, ces individus sont parfois mis à la porte de leur logement, exclus de leur travail, traités comme des pestiférés par leur entourage, leurs amis, leur famille ou, pire encore, par le personnel médical qui doit les traiter. Cela est d'autant plus injuste et inacceptable que, si le

SIDA est une maladie transmissible, elle est peu contagieuse, et uniquement transmise par contacts sexuels ou par produits sanguins. Il n'y a pas de danger de contamination par les contacts de la vie courante et une personne atteinte peut mener une vie professionnelle normale, en prenant les précautions usuelles d'hygiène.

Les groupes sociaux dans lesquels la maladie s'est révélée le plus fréquemment ont été durement atteints. Cela est vrai pour les homosexuels qui semblent, depuis le début du SIDA, avoir considérablement changé leurs habitudes sexuelles. Cela est encore plus vrai et plus regrettable pour les Haïtiens qui ont subi une véritable discrimination à leur encontre. Or, on sait que le mode de propagation du virus dans la population haïtienne est tout à fait identique à celui des autres populations. Cette attitude a eu des conséquences graves sur les individus d'origine haïtienne, sur la communauté haïtienne et particulièrement sur Haïti où le tourisme a chuté de façon importante. Et pourtant, il y a sans doute plus de personnes porteuses du virus du SIDA à Greenwich Village ou à San Francisco qu'à Port-au-Prince.

Le SIDA a eu aussi des conséquences importantes sur la population générale. On a vu récemment se développer des situations de panique du public ou de parents d'élèves que rien ne justifiait. Il est important que chacun d'entre nous réalise que nous devons dorénavant vivre avec cette maladie et côtoyer des gens qui sont éventuellement porteurs du virus. La seule façon de faire face à cette situation est d'apprendre ce qu'est cette maladie, ce virus, d'en connaître les risques et de ne pas inventer des dangers qui n'existent pas.

En essayant de minimiser l'incidence de cette maladie, les responsables de la recherche cachent-ils une certaine panique?

L'incidence de la maladie n'est aucunement cachée. L'Organisation Mondiale de la Santé, les centres nationaux de référence pour les maladies infectieuses, le LCDC au Canada, font connaître de façon hebdomadaire ou mensuelle l'incidence de la maladie, l'apparition de nouveaux cas et le pourcentage de décès. Ces chiffres sont régulièrement annoncés par la presse et les médias de communication. Aucune autre maladie n'a jamais connu auparavant une telle couverture par les médias de communication. Le public est très bien informé de l'état de la situation, de la nature des problèmes et des espoirs thérapeutiques. Les scientifiques font connaître les résultats de leur recherche dans le New York Times ou Le Monde, avant même qu'ils ne soient publiés dans les revues scientifiques spécialisées. Il n'y a rien dans cette maladie qui soit caché. Au contraire, s'il existe un certain flou, il peut être dû à la multitude d'intervenants et au très grand nombre d'informations et de prises de position. Trop d'informations, souvent extrêmement techniques, peut nuire à la compréhension d'un problème difficile.

On ne peut pas, non plus, parler de panique de la part des responsables de la recherche. Il s'agit d'une maladie infectieuse qui, contrairement aux apparences, évolue assez lentement. Son apparition récente dans le monde occidental rend assez difficile l'établissement de projections fiables concernant son évolution à venir. Beaucoup de facteurs peuvent intervenir pour modifier cette évolution; mais tous, sans doute, auront comme conséquence d'infléchir la courbe de croissance de la maladie.

Que font et que comptent faire les pouvoirs publics, les milieux scientifiques, médicaux ou autres, face à l'extension de cette maladie?

La mise en route de la machine administrative a été relativement lente. Durant les deux premières années suivant l'apparition du SIDA, les réponses des milieux médicaux, scientifiques et politiques ont été souvent fragmentées et parfois incohérentes. Il a fallu attendre 1983 pour que l'on puisse esquisser un tableau global de la maladie, de sa cause, de son évolution, de ses modes de propagation.

La réponse des milieux médicaux et scientifiques a été étonnamment rapide puisque, en trois ans, la cause de la maladie a été détectée, le virus isolé et caractérisé. Les pouvoirs politiques se sont aussi rapidement émus devant l'extension de la maladie et le gouvernement américain a régulièrement augmenté les sommes versées pour la recherche scientifique sur le SIDA. Cet effort scientifique considérable a permis, très peu de temps après la découverte du virus, de mettre au point un test sensible et efficace permettant le diagnostic de la maladie. Ce test est maintenant systématiquement utilisé par la Croix-Rouge afin d'éliminer des transfusions sanguines tout don de sang infecté. La pratique de ce test à grande échelle permettra aussi d'être mieux renseigné sur le développement de la maladie à l'échelon international.

Au Canada, le gouvernement a créé un comité consultatif national sur le SIDA en septembre 1983. Le mandat de ce comité est de surveiller l'évolution de la maladie et de faire des recommandations dans les domaines du diagnostic, de la prévention, du traitement et de la recherche scientifique. Des comités provinciaux ont été créés dans les provinces qui sont le plus affectées par la maladie. C'est le cas du Québec, de l'Ontario et de la Colombie- Britannique notamment. Le rôle de ces comités est d'évaluer le nombre de cas et de proposer des mesures particulières pour les provinces.

Aucune action systématique de recherche scientifique n'a encore été entreprise au Canada, comme elle l'a été aux États-Unis, car le gouvernement n'a pas libéré de crédits spéciaux pour stimuler la recherche concernant cette maladie. D'importants travaux sont cependant effectués par différentes équipes de recherche, en particulier à Montréal, concernant les aspects épidémiologiques, diagnostiques et thérapeutiques de la maladie.

Au Canada, devant la lenteur de la réponse des pouvoirs publics, on a vu apparaître dès 1982 des organismes bénévoles et des groupes de support des malades et de leurs familles.

 ### Peut-on dire qu'un certain état d'urgence est décrété au niveau de l'Organisation Mondiale de la Santé?

Le SIDA, s'il est plus fréquent aux États-Unis, frappe plus de 50 pays sur les 5 continents. Dans les pays où existe un cumul de facteurs de risque, associant la surpopulation, la malnutrition protidique, la prostitution et le manque d'hygiène, les craintes sont grandes que la maladie ne se répande de façon importante. Cela est particulièrement vrai en Asie et en Afrique. Aussi, l'Organisation Mondiale de la Santé a-t-elle créé un comité dont le but est d'évaluer le nombre de cas dans les différents pays, d'étudier la progression de la maladie et de proposer des mesures préventives à l'échelon mondial. La situation est particulièrement inquiétante dans certains États de l'Afrique centrale. Malgré le manque d'informations précises, les données disponibles indiquent que la répartition de la maladie se fait de façon équivalente chez les hommes et chez les femmes et que la dissémination pourrait être liée, en grande partie, à la prostitution. Des données récentes concernant le Rwanda font apparaître que 15% de la population pourrait être infecté par le virus. Ces données, si elles sont confirmées, soulèvent un immense problème de prévention lors des transfusions sanguines puisqu'un donneur sur six peut être porteur du virus qu'il peut communiquer à une autre personne. Aucun système de détection du virus n'est encore utilisé dans ces pays. La mise en oeuvre de tests de détection sera difficile et onéreuse par manque d'infrastructure technique. Pourtant elle est indispensable. C'est là que l'Organisation Mondiale de la Santé et l'aide des pays industrialisés doivent jouer leur rôle. Elles doivent prêter leur concours scientifique et financier aux pays en développement afin de mettre en place un réseau d'informations efficace et des moyens diagnostiques permettant la sélection des sangs infectés et non infectés par le virus. Il s'agit d'une mesure économique à moyen terme car, si rien n'est fait, les pays où l'incidence de la maladie est élevée risquent d'être mis en «quarantaine», vis-à-vis du tourisme ou de l'exportation de certains produits avec les conséquences catastrophiques que ces mesures entraîneraient pour leur économie.

Pourquoi la science médicale est-elle impuissante à enrayer cette maladie malgré les moyens dont elle dispose?

On ne peut pas dire que la science médicale se montre impuissante à l'égard du SIDA. La maladie est apparue en Amérique du Nord au début des années 80 et a été rapportée, pour la première fois, dans les journaux scientifiques en décembre 1981. De grands moyens d'étude de cette maladie ont été mis en place aux États-Unis et en France. Grâce à eux, il a été rapidement possible de savoir qu'il s'agissait d'une maladie infectieuse, transmise par un virus, et dont on a pu tracer les grandes lignes cliniques, biologiques, épidémiologiques et pronostiques. En 1983, un virus a été découvert par le professeur Montagnier, de l'Institut Pasteur de Paris, et a été confirmé par le professeur Gallo, du National Institute of Health, à Bethesda. Moins d'un an après la découverte du virus, la structure intime de son génome était décrite. Il faut savoir les prouesses technologiques que la découverte du virus et son analyse représentent. Ce virus se multiplie très lentement dans une sous-population des lymphocytes humains. Il n'est détecté qu'après 2 à 3 semaines de culture dans ces cellules. Or, ces cellules ne peuvent être gardées en culture spontanément que pendant 3 à 4 jours. Après ce temps, elles meurent. Ce n'est qu'en 1976, qu'un facteur de croissance des lymphocytes appelé Interleukine-2, a été découvert, qui permet la multiplication de ces cellules pendant plusieurs semaines. Avant 1976, et en l'absence d'Interleukine-2, il aurait été absolument impossible de cultiver le virus du SIDA et donc de le détecter. De même, l'analyse du génome du virus n'a été rendue possible que grâce aux progrès fulgurants de la biologie moléculaire. Enfin, il faut réaliser que ce virus, qui s'apparente au virus des leucémies, est très particulier car il peut s'intégrer, dans le noyau, au ADN des chromosomes. Les chromosomes sont les composants des noyaux cellulaires où sont situés les gènes. Le virus intégré représente alors l'équivalent d'un gène supplémentaire. C'est la première difficulté de contrôle de la maladie. La deuxième difficulté est aussi inhérente au virus. Ce virus a en effet la particularité d'avoir une grande plasticité qui fait qu'il peut être très différent d'un patient à l'autre. Cette variabilité de structure des différents isolats viraux risque d'entraîner de grandes difficultés dans la mise au point d'un vaccin, car on ne peut pas se satisfaire de vaccin qui soit efficace contre certains isolats et non contre tous.

Quel est l'arsenal actuel dont dispose le corps médical du monde entier face à ce terrible fléau?

Le corps médical et les scientifiques sont mieux équipés pour faire face au problème du SIDA qu'ils ne l'étaient il y a une dizaine d'années. La lutte se passe sur différents fronts: ceux de diverses disciplines médicales ainsi que celui de la recherche fondamentale.

L'épidémiologie recense les cas partout où ils sont observés et étudie les modes de transmission de la maladie et du virus. Ce sont les moyens mis en oeuvre par cette discipline qui ont permis, aussi rapidement, de dresser les différents aspects que peut revêtir le SIDA, d'apprécier la fréquence de la maladie, de préciser sa localisation géographique, d'étudier les modes de transmission. C'est l'épidémiologie qui nous renseigne sur la progression d'une maladie, évalue les risques présentés par différents groupes de la société et qui finalement concourt à proposer des moyens de prévention.

L'aspect médical proprement dit permet de reconnaître les diverses facettes du SIDA et nous apprend à découvrir les multiples déguisements que peut revêtir la maladie. Elle en traite les diverses manifestations, soit avec des médicaments déjà connus, soit en expérimentant de nouveaux produits.

C'est à la recherche fondamentale, enfin, que revient à la fois le mérite et la tâche la plus ingrate d'avoir à comprendre le mécanisme opérationnel d'un virus nouveau. Cette tâche, difficile, fait appel à des disciplines différentes et complémentaires: la virologie, l'immunologie, la biologie moléculaire, la biochimie, etc. Devant l'ampleur et la nouveauté du problème, des stratégies nouvelles sont à mettre en place: recherche multidisciplinaire, équipement de nouveaux laboratoires, formation accélérée de personnel scientifique dans des domaines de pointe. Tout ceci requiert un budget considérable que, bien souvent, les mécanismes gouvernementaux sont longs à mettre en place.

Pourtant, dans un espace de temps très court, les victoires sont déjà considérables et impressionnantes. Nous connaissons bien la maladie et ses multiples aspects. Nous en connaissons les modes de transmission. Le virus causal a été découvert; sa structure en est connue dans ses plus infimes détails. Nous savons où et comment le virus se multiplie dans les cellules. Nous avons réussi à mettre en place le test qui permet de déceler la présence d'anticorps produits par l'organisme en réaction au SIDA. Ce test peut être effectué à grande échelle, sur des millions de personnes et est déjà utilisé, par la Croix-Rouge, pour éliminer les donneurs de sang infectés par le virus. Plusieurs médicaments anti-viraux sont en cours d'expérimentation. On sait que ces produits sont actifs *in vitro*, c'est-à-dire qu'ils sont capables de bloquer la réplication du virus dans les laboratoires, et l'on teste actuellement leur efficacité chez des patients.

De nombreux travaux restent encore à faire avant de considérer la bataille comme gagnée. Deux buts sont particulièrement visés: la découverte d'un traitement antiviral efficace et la mise au point d'un vaccin.

 ## Quelles sont les mesures prophylactiques à adopter pour échapper au SIDA?

Les méthodes prophylactiques de prévention du SIDA sont guidées par la connaissance que l'on a du mode de transmission de cette maladie.

Étant donné que la transmission est essentiellement sexuelle, les mesures préventives sont du même ordre. Ces mesures concernent l'ensemble des maladies sexuellement transmises et non le SIDA isolément.

Il ne faut bien sûr pas avoir de relations sexuelles avec des personnes malades. Les risques dans ce cas sont majeurs, surtout si c'est l'homme qui est infecté.

Il faut éviter d'avoir des relations sexuelles avec des inconnus.

Il faut éviter d'avoir trop de partenaires différents, chaque partenaire représentant un risque potentiel de maladies transmises sexuellement.

Il faut éviter l'éjaculation intra-rectale qui est certainement un risque majeur de transmission du SIDA.

En cas de doute ou de crainte, il faut utiliser un condom qui représente un moyen efficace de prévention des maladies sexuellement transmises.

 ## Quels seraient les dix commandements d'hygiène à suivre pour éviter de contracter le SIDA?

On ne doit pas parler de commandements, mot qui a une connotation morale. On ne peut parler que de mesures d'hygiène. Ces mesures d'hygiène ne sont que des mesures de bons sens que tout le monde peut suivre et qui limiteraient considérablement la survenue des maladies infectieuses et leur propagation.

1° Laver régulièrement ses mains, au savon, plusieurs fois par jour.

2° Couper et brosser ses ongles.

3° Laver son linge et sa vaisselle à l'eau bouillante.

4° Limiter le nombre de partenaires sexuels.

5° Ne pas avoir de relations sexuelles avec des partenaires malades.

6° Ne pas avoir de relations sexuelles avec des individus inconnus.

7° Éviter la pénétration anale avec éjaculation à moins d'être sûr de son partenaire.

8° Utiliser des condoms en cas de doute sur l'état de santé du partenaire.

9° Ne pas utiliser de seringues ou d'aiguilles prêtées par d'autres personnes et ne se servir que de matériel stérile et à usage unique.

10° S'abstenir formellement de donner son sang, si l'on est malade, porteur du virus ou si l'on pense pouvoir être atteint par la maladie.

À qui s'adresseraient, en particulier, ces dix commandements?

Ces mesures s'adressent à toute personne, homo et hétérosexuelle, qui a des activités sexuelles en dehors d'une relation stable et fidèle. À toute personne qui a de multiples partenaires ou des partenaires inconnus. Elles s'adressent particulièrement aux adolescents et aux adolescentes qui, bien souvent, sont dépourvus d'informations concernant les risques qu'ils courent lors d'activité sexuelle avec des partenaires multiples, inconnus ou prostitués.

Ces mesures s'adressent aussi aux toxicomanes qui doivent être très conscients des risques encore plus considérables qu'ils prennent en utilisant du matériel d'autrui. Il est préférable de n'utiliser que du matériel à usage unique. Si les aiguilles et seringues doivent être réemployées, il est indispensable qu'elles soient, au préalable, bouillies dans l'eau pendant 10 minutes.

Quelle est l'action des antibiotiques sur le SIDA? Des sulfamides, des corticoïdes, des antipyrétiques?

Le SIDA doit être considéré sur deux plans respectifs: 1°) la maladie virale qui l'occasionne, due au virus LAV/HTLV-III. Le virus du SIDA se développe dans les lymphocytes et induit un déficit immunitaire. 2°) Les infections bactériennes, virales, parasitaires ou fongiques qui peuvent se développer au cours de la maladie, à cause du déficit immunitaire.

Aucun médicament n'est actuellement disponible pour traiter la maladie de fond causée par le virus LAV/HTLV-III. Le virus est un rétrovirus qui utilise une enzyme spécifique, la transcriptase inverse. Quelques inhibiteurs de cette enzyme existent et leur effet inhibiteur sur la multiplication du virus *in vitro* a été testé. Il s'agit de la Suramine, la Ribavirine, le Foscarnet, le HPA-23, la cyclosporine, etc. Ces produits, qui sont efficaces au laboratoire, sont en cours d'évaluation chez les patients. Il est évident qu'un traitement anti-viral est absolument indispensable, qui seul permettra de bloquer la multiplication du virus et donc la destruction des cellules qui constituent le système immunitaire.

Le sujet atteint d'un déficit immunitaire est beaucoup plus susceptible de développer des infections lorsqu'il rencontre des agents infectieux. Ces agents sont souvent des agents peu pathogènes contre lesquels un organisme normal se défend habituellement bien. Les moyens de lutte d'un organisme immuno-déprimé, cependant, sont affaiblis, ce qui permet à ces agents infectieux de se multiplier et d'entraîner des maladies. Il existe un très grand nombre d'antibiotiques efficaces contre les bactéries, contre certains parasites ou champignons. Nous sommes, par contre, relativement démunis en médicaments qui agissent sur la multiplication des virus. Les antibiotiques sont donc utilisés dans le SIDA comme traitement des complications infectieuses et non comme traitement spécifique de la maladie. Les antipyrétiques n'ont qu'une action non spécifique sur la fièvre qu'ils peuvent diminuer de façon temporaire. C'est le cas de l'aspirine, par exemple. Les sulfamides sont utilisés avec succès dans le traitement de certaines infections bactériennes ou d'infections parasitaires, comme le *Pneumo-cystis carinii.* Les corticostéroïdes (cortisone) sont contre-indiqués parce qu'ils augmentent l'état de déficit immunitaire.

Qu'est-ce qu'un vaccin?

La vaccination est une des grandes réussites scientifiques du vingtième siècle. C'est la façon la plus efficace de juguler une épidémie. Elle consiste à vacciner les personnes qui sont susceptibles de rencontrer l'agent infectieux et de les placer ainsi dans une situation de défense immédiate en cas d'infection. Les vaccinations systématiques dans le monde occidental ont permis de réduire de façon considérable les épidémies de poliomyélite, de rougeole, de coqueluche ou de diphtérie qui entraînaient auparavant un très grand nombre de décès et de séquelles. Le modèle de vaccination est celui de la vaccination antivariolique qui a permis de faire disparaître la variole de la terre.

Un vaccin peut être fait à partir de l'agent infectieux vivant, tué ou de composants protéiques de cet agent. Les agents vivants sont en fait atténués. C'est le cas du BCG ou du vaccin antipoliomyélitique Sabin. Dans le cas des vaccins viraux, le virus utilisé comme vaccin est un virus qui a perdu de façon irréversible sa virulence. Il est donc capable de stimuler les défenses de l'organisme mais n'est pas capable d'induire une maladie. Une situation analogue est obtenue par l'utilisation de virus tué. Enfin, on peut utiliser des parties spécifiques du virus qui gardent toutes les propriétés antigéniques de stimulation de la réponse immunitaire.

Le but du vaccin est de faire produire par l'organisme vacciné une réponse immune dirigée contre l'agent vaccinal. En cas d'infection par l'agent infectieux viruient, la réponse immune sera donc prête à entrer en action immédiatement, avant même que cet agent infectieux n'ait pu se multiplier, envahir les centres vitaux et créer des lésions irréversibles.

Où en est le vaccin contre le SIDA?

L'utilisation d'un vaccin efficace contre le SIDA représentera un moyen efficace pour combattre cette maladie et pour détruire le virus dès son entrée dans l'organisme, avant qu'il ne pénètre dans les cellules cibles.

La mise au point d'un vaccin contre le virus du SIDA se heurte à plusieurs difficultés.

1° Le virus du SIDA est capable de changer fréquemment. L'analyse d'isolats viraux de divers patients a, en effet, montré que la constitution des virus isolés était souvent très variable de patients à d'autres. C'est particulièrement vrai au niveau des protéines de l'enveloppe du virus. Il faut donc développer des vaccins qui, soit pourront reconnaître des parties identiques chez les virus, soit pourront reconnaître tous les virus différents. Il faut, pour que cela fonctionne que, dans la première hypothèse, un vaccin dirigé contre une partie identique soit efficace et, dans la seconde hypothèse, qu'il n'y ait pas trop de virus différents.

2° Nous connaissons encore très peu de chose de la réponse immunitaire de l'organisme à l'égard du virus du SIDA. Les patients infectés par le virus développent des anticorps, mais ces anticorps ne sont pas capables de neutraliser de façon efficace l'infectivité virale. Il est donc nécessaire d'amplifier les recherches dans ce domaine afin de comprendre les mécanismes par lesquels certains organismes sont capables de limiter la réplication virale et de découvrir les points d'attaque possibles sur le virus.

3° Il n'existe pas de modèle animal chez qui on puisse tester un éventuel vaccin. L'utilisation d'une espèce animale sensible au SIDA permettrait de tester différents types de vaccin, d'apprécier leur efficacité et leur durée d'action. Malheureusement, aucune espèce animale ne semble développer de maladie similaire à celle de l'homme à la suite de l'infection par le virus du SIDA. Ceci risque d'entraîner des difficultés supplémentaires à la mise au point et à l'évaluation d'un vaccin contre le SIDA. Cette évaluation devra être effectuée directement chez des individus qui présentent des risques importants de rencontrer le virus du SIDA. L'efficacité du vaccin sera alors établie en comparant le pourcentage d'apparition de la maladie dans le groupe vacciné et dans le groupe non vacciné.

 Lorsque le vaccin antipoliomyélitique est sorti, des gens ont contracté la maladie à la suite de la vaccination. Peut-on redouter la même chose pour le vaccin anti-SIDA et si tel était le cas, pourquoi de telles choses peuvent-elles survenir?

Il est vrai que de tels accidents se sont produits lors de la mise en utilisation de certains vaccins comme le BCG ou le vaccin antipoliomyélitique. Dans tous les cas, il s'agissait de vaccin vivant atténué et les enquêtes ont montré que de graves erreurs avaient pu se produire lors de l'atténuation de l'agent infectieux.

Cela n'est aucunement à redouter pour un vaccin contre le SIDA. En effet, le virus est un rétrovirus qui s'intègre aux chromosomes des cellules. Par ailleurs, c'est un virus qui change très rapidement. L'utilisation de souches atténuées présente donc de grands risques de retour possible de la virulence. Ce risque interdit donc d'utiliser un virus atténué comme vaccin potentiel. On s'oriente actuellement vers un vaccin contenant une ou plusieurs protéines du virus, capables de stimuler la réponse immune de l'organisme contre le virus entier, mais incapables de redonner naissance au virus complet. Ceci peut être effectué par manipulation génétique ou par synthèse.

Une bataille est actuellement engagée entre de nombreux pays et plus particulièrement entre la France et les États-Unis pour la commercialisation de tests diagnostiques et d'un vaccin. S'agit-il du même vaccin? Quel est le meilleur?

Le professeur Montagnier, de l'Institut Pasteur à Paris, a le premier rapporté la découverte du virus du SIDA et a pris des brevets concernant l'utilisation de cette découverte. Ensuite, le professeur Gallo, NIH, Bethesda, a découvert un virus du SIDA qui s'est révélé être identique à celui du professeur Montagnier.

Depuis un an, la presse internationale se fait effectivement l'écho d'un contentieux franco-américain sur les retombées financières des découvertes sur le SIDA. Il s'agit en fait d'une bataille qui concerne non pas tant la paternité de la découverte du virus du SIDA mais les considérables retombées financières de cette découverte. À Paris, l'équipe de l'Institut Pasteur fait valoir qu'elle a, la première, isolé le virus du SIDA, le LAV, et que la demande française de brevets a été déposée en décembre 1983 à l'Office des brevets américains, soit 5 mois avant l'équipe américaine.

Le professeur Gallo fait valoir, lui, que les virus LAV et HTLV-III, s'ils sont semblables, ne sont pas identiques (1,7% de différence, au niveau de leur génome); que la demande de brevet français porte spécifiquement sur les tests diagnostiques du SIDA et non comme le sien, sur les tests de dépistage pour les banques de sang, etc.

Il faut savoir, cependant, que cette querelle de tests et de brevets n'affecte ni la recherche scientifique, ni même la collaboration entre les équipes, y compris entre les équipes française et américaine. Ces équipes, ainsi que d'autres, travaillent à la mise au point d'un vaccin. Plusieurs procédés sont possibles et sont en cours de réalisation. Ces vaccins ne sont pas encore testés et il est beaucoup trop tôt pour connaître leur efficacité.

 Dans les années cinquante, on utilisait des vaccins non spécifiques dans la prévention et même le traitement de certaines maladies. Que vaudraient-ils aujourd'hui face au SIDA?

On sait maintenant que les produits qui étaient utilisés alors fonctionnaient comme des adjuvants de l'immunité. Ils stimulaient l'immunité de façon non spécifique, augmentaient le regroupement de cellules, telles que les polynucléraires ou les macrophages, augmentaient les taux d'interféron, etc. Ils étaient donc des immunostimulateurs.

Les connaissances de l'immunologie se sont singulièrement raffinées depuis cette époque et plusieurs immunostimulateurs ont été produits, qui sont utilisés dans certains déficits immunitaires. Dans certains cas, ce sont des produits bactériens ou des substances de synthèse qui sont utilisées parce qu'elles stimulent indirectement l'immunité. Dans d'autres cas, il s'agit des molécules mêmes qui sont libérées lors de la réponse immunitaire. Ces molécules, telles que l'Interleukine-2 ou l'interféron, amplifient la réponse immunitaire en stimulant, par exemple, la multiplication des lymphocytes.

On a vu, cependant, que le virus du SIDA se multipliait dans les lymphocytes. Ces lymphocytes réalisent donc des usines de production du virus et la multiplication de ces usines se traduit par un accroissement de la multiplication du virus. Il est donc illogique de stimuler l'immunité et de tenter d'augmenter le nombre de lymphocytes tant que le virus est présent. Ceci ne pourra être effectué qu'une fois le virus détruit par un traitement antiviral efficace.

 ## Les vaccins peuvent-ils transmettre le virus du SIDA?

Non, aucun des vaccins utilisés actuellement ne peut transmettre le virus du SIDA.

Le problème s'est posé, en fait, pour le vaccin contre l'hépatite B, car ce vaccin est fabriqué à partir du plasma de donneurs de sang. Une très grande quantité de ces plasmas est mélangé et donc les pools ainsi obtenus peuvent être infectés par du virus du SIDA.

Aucun risque pourtant n'est à craindre.

En effet, les étapes de préparation du vaccin requièrent des processus d'inactivation qui détruisent la plupart des virus, y compris celui du SIDA. Les lots de vaccin sont systématiquement testés et aucun anticorps dirigé contre le virus du SIDA n'a été décelé. Ceci indique que le virus du SIDA, même sous une forme inactivée, n'est pas présent. Par ailleurs, des centaines de milliers de personnes ont été vaccinées par le vaccin HB et aucune n'a contracté de SIDA.

Aucun autre vaccin n'est préparé à partir de sang humain. Ils sont préparés à partir de cellules en culture ou d'oeufs de poules qui ne sont pas susceptibles d'infection par le virus du SIDA.

Quels sont les espoirs d'atténuer, d'enrayer et de faire disparaître cette maladie?

La façon la plus efficace de prévenir la diffusion d'une épidémie est de vacciner les personnes susceptibles d'être infectées. C'est ainsi que la plupart des maladies microbiennes et virales comme la diphtérie, la coqueluche, la variole, la poliomyélite, la rougeole ont été bloquées grâce aux vaccins. La mise au point d'un vaccin contre le virus du SIDA apparaît donc comme le moyen le plus efficace de juguler la progression de la maladie. La recherche d'un vaccin revêt une très grande priorité et fait l'objet de recherches dans de nombreux laboratoires. Elle se heurte, cependant, à de grosses difficultés:

1) Le virus du SIDA change d'un malade à l'autre. Il garde des portions constantes, qui ne changent pas et qui sont identiques d'un isolat viral à l'autre. On ne sait pas, cependant, si un vaccin dirigé contre ces portions constantes sera efficace.

2) On ignore encore la nature et les mécanismes de la réponse immunitaire dirigée contre le virus qui permettent l'élimination de ce dernier.

3) Le virus a la propriété de s'intégrer dans les chromosomes des cellules d'où il sera extrêmement difficile, voire impossible, à déloger.

4) On ne dispose pas de modèle animal qui, lors de l'injection du virus, développe une maladie identique à la maladie humaine. Ceci augmentera les difficultés d'évaluation d'un vaccin.

La mise au point de traitements actifs contre le virus a plus de chance d'aboutir dans des délais plus courts. Des produits antiviraux sont déjà en cours d'expérimentation. Ces produits ont tous la particularité d'inhiber l'enzyme spécifique du virus, la transcriptase inverse. Il est certain que la recherche de produits antiviraux nouveaux est une voie qui est appelée à un grand développement à court terme. La découverte de produits antiviraux efficaces permettrait d'enrayer le développement de la maladie, même en l'absence d'un vaccin.

En attendant la mise au point d'un vaccin et la découverte d'un traitement antiviral, la prévention est l'arme principale de la lutte contre la maladie. Cette prévention est réalisable immédiatement. Si elle est bien conduite, à grande échelle, sous-tendue par une information constante du public, elle sera efficace à court terme. C'est, dès maintenant, l'espoir d'enrayer la progression de la maladie.

En résumé, qu'est-ce que le SIDA? Quelle est sa cause, son évolution, son traitement?

Le SIDA est une maladie causée par un virus qui entraîne la destruction du système immunitaire, c'est-à-dire l'incapacité pour le malade de se défendre contre des infections causées par des agents pathogènes.

Le virus se transmet de deux façons: soit lors d'activités sexuelles; soit lors de contamination sanguine directe, par utilisation d'aiguilles souillées, injection de sang ou de dérivés sanguins infectés, ou par passage trans-placentaire. La durée d'incubation de la maladie, entre l'infection par le virus et l'apparition des premiers signes cliniques, est en général de 2 à 5 ans.

Trois évolutions principales sont possibles:
1) Le SIDA, qui représente la forme complète de la maladie. Dans cette forme, les malades n'ont aucune possibilité de se défendre contre les infections de rencontre. Les manifestations de la maladie sont donc caractérisées par l'apparition d'infections diverses ou de cancers. Cette forme est mortelle dans un délai de 2 à 3 ans.
2) Une forme mineure appelée syndrome de lymphadénopathie ou ARC (AIDS Related Complex). Cette forme est caractérisée par l'existence de gros ganglions accompagnés ou non d'autres signes cliniques mineurs. Ces malades ont un système immunologique efficace et n'ont pas de précautions particulières à prendre vis-à-vis des

agents infectieux. Dans 10 à 15% des cas, cependant, cette forme évolue vers un SIDA confirmé.

3)Les porteurs chroniques de virus, sans manifestation clinique, représentent la situation la plus fréquente. Ces individus ont une vie normale, ne présentent aucune maladie, et la découverte du virus est en général le fait d'un examen systématique. Dans 5 à 7% des cas environ, cette forme peut évoluer vers le développement d'un SIDA confirmé.

Aucun traitement antiviral spécifique n'est encore disponible. Les seules mesures thérapeutiques efficaces consistent à traiter les diverses infections ou les cancers qui apparaissent.

En attendant la mise au point de traitements antiviraux et de vaccins efficaces, le seul outil disponible est la prévention qui, si elle était appliquée systématiquement, réduirait de façon considérable la progression de l'épidémie.

 ## Sans cacher la vérité, que peut-on transmettre comme message rassurant à la population?

En attendant la mise au point d'un traitement antiviral efficace et celle d'un vaccin, les seules mesures possibles pour lutter contre la maladie sont de l'ordre de la prévention. Ces mesures sont possibles. Elles sont déjà en cours en ce qui concerne la transmission du virus par transfusion de sang et de dérivés sanguins puisque les produits transfusés sont, dans les pays occidentaux, systématiquement testés.

Elles doivent être instaurées en ce qui concerne la transmission du virus lors de l'activité sexuelle.

Nous avons, d'ores et déjà, à notre disposition, tous les moyens de bloquer très efficacement la progression de la maladie. Certains d'entre eux, comme les tests systématiques des donneurs de sang, dépendent de la collectivité. Des mesures efficaces sont déjà en vigueur. D'autres, les plus importantes, dépendent de chaque individu. Aucune loi, aucune mesure contraignante, ne peut obliger chacun d'entre nous à les respecter. Seule, notre conscience morale et civique y parviendra.

C'est le rôle des pouvoirs publics de dire la vérité, d'apporter toutes les informations nécessaires, afin de faire l'éducation de la population. Cette éducation doit être faite de façon active par des brochures, des pamphlets, des cassettes vidéo. Elle doit être faite sur les lieux de travail, dans les écoles, à la télévision. Le but de cette éducation est double: rassurer les gens en leur donnant des informations exactes; leur apprendre que les moyens de prévention existent et sont efficaces. Il faut qu'elle débute immédiatement car il est plus facile de bloquer la progression d'une épidémie lorsqu'elle atteint une personne sur mille que lorsqu'elle en atteindra deux sur mille un an plus tard. Voilà le message qu'il faut transmettre à la population; c'est un message rassurant et éducatif.

 Y a-t-il encore d'autres virus connus, non actifs, mais qui, à l'instar du SIDA, pourraient se réveiller brutalement?

Il existe sans aucun doute encore de nombreux virus inconnus. Certains seront découverts, dans les années qui viennent, comme causes de maladies qui sont déjà identifiées. C'est peut-être le cas des cancers, des leucémies, de certaines maladies neurologiques ou auto-immunes.

En plus de ce groupe prévisible, d'autres virus peuvent se révéler brutalement. Il peut s'agir de mutations de virus déjà connus qui prennent alors une forme différente et qui entraînent des manifestations cliniques nouvelles. Il peut aussi s'agir de découverte de virus qui étaient jusque là inconnus. Cette dernière catégorie n'est pas rare et, régulièrement, de nouveaux virus sont découverts et font leur apparition dans la nomenclature. Le plus souvent, il s'agit de virus inoffensifs pour l'homme. Parfois, il peut s'agir, comme dans le cas du SIDA, de virus entraînant une maladie.

C'est ce risque toujours menaçant d'épidémies, causées par des agents infectieux déjà existants ou nouveaux, qui a fait mettre en place des moyens de surveillance épidémiologique efficaces à l'échelon national et international. C'est le rôle qui est joué par l'Organisation Mondiale de la Santé et, au Canada, par le Laboratoire de Lutte contre la Maladie. Ces organismes effectuent une surveillance permanente des cas de maladies infectieuses, en évaluent la fréquence et signalent toute apparition anormale de nouveaux cas ou de nouvelles maladies.

 Y a-t-il des liens entre l'hépatite infectieuse (hépatite B) et le SIDA?

Le virus de l'hépatite B induit une hépatite (jaunisse) qui, dans l'immense majorité des cas, disparaît sans séquelle. Dans certains cas, la maladie peut être grave, voire mortelle, ou encore chronique et persister durant des années. Les manifestations cliniques de l'hépatite sont donc totalement différentes de celles du SIDA.

Bien que les virus de l'hépatite et du SIDA soient totalement différents l'un de l'autre, les deux maladies sont comparables sur certains points. Le virus de l'hépatite B, comme celui du SIDA, peut infecter les gens de façon chronique sans déclencher de maladie. Cet état de porteur chronique peut durer pendant des années. Dans certains pays, comme en Asie du Sud-Est, ou dans certains États africains, plus de 10% de la population peuvent être porteurs chroniques du virus HB.

Le virus HB se transmet de deux façons essentiellement: par le sang et par la salive. Dans les pays occidentaux, la transmission par les produits sanguins est impossible depuis plusieurs années car des tests systématiques de détection sont effectués sur tous les produits sanguins. La transmission de la maladie est fréquente dans certains groupes sociaux, en particulier chez les toxicomanes qui utilisent des produits injectables et qui échangent des seringues et des aiguilles non désinfectées. Ce mode de transmission est donc identique en ce qui concerne les deux virus.

Contrairement au virus du SIDA, le virus HB est transmis par la salive. C'est ce mode de contamination essentiellement qui rend compte de la transmission du virus HB d'une mère chroniquement infectée à son enfant.

Ainsi, les deux maladies, qui sont dues à des virus tout à fait différents, ont certaines similitudes, surtout liées à une propagation identique par le sang et au fait qu'elles se rencontrent, toutes les deux, dans des groupes sociaux identiques.

On prétend que ce type d'hépatite occupe une place prépondérante en matière de mortalité. Quels sont les progrès dans ce domaine?

Effectivement, l'infection par le virus HB est une infection très répandue dans le monde. On estime que près de 200 millions de personnes sont porteurs chroniques du virus HB dans différentes parties du monde. En Europe du Nord, en Europe centrale et occidentale, en Amérique du Nord et en Australie (dans la population d'origine britannique), le virus HB est présent dans moins de 1% de la population. Au contraire, en Europe de l'Est et du Sud, en U.R.S.S., en Amérique centrale et en Amérique du Sud, en Afrique, Asie, Océanie, ainsi qu'au sud et à l'ouest du Pacifique, le taux de porteurs chroniques varie entre 2 et 10%. Dans certaines de ces populations, un taux supérieur à 15% a été trouvé chez des personnes en bonne santé. L'infection chronique par le virus, sans manifestation clinique, est rencontrée surtout parmi les populations vivant en zone tropicale, de densité élevée, avec un niveau socio-économique bas et un degré d'hygiène faible. Il a été constaté que les enfants infectés par le virus avant l'âge de 5 ans avaient 5 fois plus de risque de devenir porteurs chroniques. Les conséquences de cet état de porteur chronique sont importantes, car il peut être associé à une destruction lente du foie ainsi qu'à l'apparition de cancer du foie. Le cancer primitif du foie est une maladie très fréquemment rencontrée dans les zones où la fréquence de porteurs chroniques de virus HB est très élevée. Par ailleurs, le virus HB lui-même, se retrouve dans les cellules cancéreuses du foie.

En 1983, il y a eu 57,000 cas d'hépatite HB aux États-Unis, responsables de 1,000 cas mortels.

Depuis plusieurs années, un vaccin dirigé contre le virus de l'hépatite B est disponible. Ce vaccin a été utilisé avec succès dans la prévention de la maladie chez des groupes qui y étaient particulièrement exposés, tels que les enfants nés de mères porteuses chroniques du virus HB, les patients hémodialysés, certains groupes homosexuels ou toxicomanes. De même, des essais de prévention du cancer primitif du foie sont en cours, dans certains pays, par la vaccination systématique par le vaccin anti-HB des populations exposées. Ce vaccin, totalement inoffensif, n'a pas de contre-indication.

 La tuberculose n'a jamais été guérie: on a prolongé la vie des tuberculeux. L'apparition des antibiotiques a aidé à juguler cette maladie. Par contre, le bacille de Koch (BK) demeure toujours à l'état latent. Pourrait-on penser qu'un jour, il redeviendra aussi fort que ce qu'il a déjà été?

Non, la tuberculose est une maladie qui guérit. Déjà, avant les antibiotiques, cette maladie guérissait spontanément le plus souvent. Chez les patients qui développaient la tuberculose, des moyens mécaniques, comme les pneumothorax ou la chirurgie, sous-tendus par divers traitements non spécifiques administrés lors de cures en sanatorium, guérissaient le plus souvent cette infection. Depuis l'apparition des premiers médicaments anti-tuberculeux, cette maladie guérit presque constamment. La mise au point d'une vaccination anti-tuberculeuse par le BCG, a, de même, aidé à diminuer l'incidence de la tuberculose. Il est vrai que le BK existe toujours. Ceci est dû au fait que la tuberculose est une maladie très répandue sur toute la terre qu'il est impossible d'enrayer totalement pour deux raisons: d'une part, par l'absence de vaccin efficace dans 100% des cas; d'autre part, du fait que le BK est un bacille qui se multiplie dans d'autres espèces que l'espèce humaine.

La variole est l'exemple d'une maladie qui est due à un virus qui ne se multiplie que dans l'espèce humaine. La vaccination systématique des populations, le contrôle épidémiologique permanent des cas de variole partout où ils se déclaraient, la vaccination systématique des populations où ces cas survenaient, ont peu à peu conduit à la disparition totale de la maladie sur la terre. Depuis plusieurs années déjà, aucun cas de variole ne s'est manifesté. Ceci permet de penser que les seules particules virales de variole qui existent encore se trouvent dans des congélateurs au fond de laboratoires de référence très protégés.

Rien ne permet de penser que, bien que le BK demeure toujours présent dans l'espèce humaine et dans certaines espèces animales, il puisse, à nouveau, atteindre un grand nombre de personnes dans nos pays. En effet, la recherche thérapeutique met de façon régulière à la disposition des médecins et des malades de nouveaux traitements efficaces contre le bacille tuberculeux. Cela permet de considérer de façon raisonnable le problème de la tuberculose comme étant pratiquement réglé dans nos pays.

 ## En dehors du SIDA, quelles sont les autres maladies transmises sexuellement (M.T.S.)?

Au début de notre siècle, 5 maladies étaient classiquement dites vénériennes: le chancre mou, le lymphogranulome vénérien, le granuloma inguinalae, la gonorrhée (chaude pisse) et la très crainte syphilis. Si l'on étudie l'épidémiologie de la syphilis en Amérique du Nord, on constate que le nombre des nouveaux cas a atteint un maximum en 1947, puis a régressé chaque année jusqu'en 1957; depuis, le nombre de cas a recommencé d'augmenter.

Maintenant, l'éventail des M.T.S. s'est élargi. En effet, il est apparu que toutes sortes d'agents pathogènes peuvent se transmettre par voie sexuelle. C'est le cas des bactéries (gonocoque, chlamydia, uréa-plasma); des virus (papilloma, herpès simplex, hépatite B, cytomégalovirus); des champignons (Candida); des parasites (trichomonas, gardia, lamblia). Par ailleurs, plusieurs de ces agents pathogènes peuvent infecter le même patient en même temps. Les hommes, aussi bien que les femmes, peuvent être contaminés et contaminateurs. La contamination peut s'effectuer quel que soit le mode de rapports sexuels: hétéro ou homosexuel, génital, buccal, anal.

Les M.T.S. sont à l'origine de nombreuses complications secondaires, telles que: infections étendues, stérilité et contamination foetale.

En raison des complications, il est préférable de ne pas négliger la M.T.S., de la traiter rapidement et, si possible, d'en assurer la prévention.

 ## Quel est le traitement et la prévention des maladies transmises sexuellement?

Généralement, le diagnostic est établi par examen clinique, examen direct des sécrétions et, si nécessaire, mise en culture des sécrétions. Un traitement est alors immédiatement instauré. Il peut s'agir d'un traitement «minute» par prise d'une forte dose d'antibiotique par la bouche, en une fois, ou d'un traitement local ou général qui s'effectue durant quelques jours à la maison. Il est important d'effectuer la totalité du traitement même une fois les symptômes disparus et de s'abstenir de relations sexuelles durant cette période. Par ailleurs, dans le cas des M.T.S., tous les partenaires sexuels doivent aussi être traités.

La prévention est un élément capital de la réduction du nombre des M.T.S.

Une recherche intensive est en cours afin de mettre au point des vaccins contre les différents agents pathogènes transmissibles sexuellement. Un vaccin contre l'hépatite B est déjà disponible.

Certains moyens permettent de réduire le risque de contamination. Il faut éviter les relations sexuelles au hasard, avec des inconnus. L'utilisation des condoms est une mesure généralement efficace.

Les crèmes spermicides et lubrifiantes ne détruisent pas les agents pathogènes responsables des M.T.S. et donc ne protègent, en aucun cas, contre la contamination.

La prévention contre les M.T.S. est l'affaire de chaque individu qui doit assurer son hygiène personnelle et son choix de partenaires.

Une personne atteinte de cancer peut-elle contracter le SIDA?

Non, une personne atteinte de cancer n'est pas davantage exposée qu'une autre personne à contracter le SIDA.

Y a-t-il une relation entre le SIDA et le cancer?

Le SIDA n'est pas un cancer. Il existe, cependant, des rapports entre ces deux maladies. Le SIDA est dû à un virus qui se développe dans les lymphocytes, cellules qui assurent les moyens de défense de l'organisme contre différents types d'agression. Il peut s'agir d'agresseurs externes, tels que les bactéries, les virus, les champignons, les parasites. Il peut s'agir aussi d'agresseurs internes, tels que les cellules malignes. Les cancers sont en effet les manifestations d'une prolifération anarchique de cellules qui sont, en de nombreux points, différentes des cellules normales. Un des rôles du système immunitaire est de reconnaître l'anormalité des cellules cancéreuses et de les détruire. Depuis longtemps, on a constaté qu'un affaiblissement du système immunitaire entraînait non seulement l'apparition d'infections diverses, mais aussi celle de lymphomes. C'est le cas des enfants qui sont affectés de déficits immunitaires congénitaux ainsi que des malades qui reçoivent un traitement immunosuppresseur continu pour une greffe d'organe, par exemple. Ces sujets, par rapport à des individus du même âge, normaux, ont des risques très augmentés de développement d'un cancer. Ceci explique peut-être la fréquence avec laquelle les cancers se développent chez les sujets atteints de SIDA.

Deux types de cancers se rencontrent chez les malades atteints de SIDA.

1° Le sarcome de Kaposi. Il est caractérisé par une prolifération de cellules vasculaires au niveau de la peau, des ganglions, de divers organes tels que le poumon, le tube digestif, etc.

2° Les lymphomes. Il s'agit de tumeurs qui se développent à partir du tissu lymphatique (ganglions). Ces lymphomes peuvent siéger dans tous les organes où se trouve du tissu lymphatique. Ils sont aussi fréquemment observés au niveau du cerveau, de la cavité buccale, du rectum, etc.

Si le cancer est d'origine virale, peut-on présumer que le virus du SIDA a un rapport quelconque avec les virus du cancer?

L'origine virale du cancer est un sujet débattu depuis plusieurs dizaines d'années. On sait que certaines leucémies et cancers animaux sont dus à des virus. On connaît parfaitement les virus qui induisent les leucémies dans de nombreuses espèces animales, telles que la souris, le chat, la vache, etc. Ces virus sont appelés des rétrovirus. Il s'agit de virus qui sont constitués de molécules d'ARN et qui peuvent s'intégrer dans l'ADN des chromosomes des cellules grâce à une enzyme spéciale, appelée le transcriptase inverse. Le virus intégré dans les chromosomes des cellules peut y demeurer définitivement. Chaque division cellulaire s'accompagne de la division des chromosomes et en même temps de celle du virus qui infecte ainsi les cellules filles. Si le virus est aussi intégré dans les cellules séminales (cellules sexuelles), les enfants hériteront d'une copie du virus en même temps que du patrimoine génétique parental. Le virus est ainsi transmis verticalement de parents à enfant et on peut considérer qu'il est transmis héréditairement.

En ce qui concerne les cancers humains, certains virus sont doués d'un potentiel cancérigène *in vitro*. On les appelle virus oncogènes. Ils ont la potentialité de transformer les cellules normales en cellules cancéreuses. Ceci cependant est un phénomène de laboratoire et aucune preuve directe n'a encore permis d'incriminer ces virus dans le développement de cancers humains. Récemment, cependant, un virus a été isolé d'une forme rare de leucémie lymphoïde humaine. Il s'agit d'un rétrovirus qui a été appelé par le professeur Gallo, HTLV-I. Contrairement au virus du SIDA, qui entraîne la destruction des lymphocytes dans lesquels il se multiplie, le virus HTLV-I entraîne la prolifération des lymphocytes. C'est cette multiplication indéfinie des lymphocytes qui constitue le phénomène leucémique. Il existe une certaine parenté entre le virus du SIDA et le virus HTLV-I de la leucémie. Des travaux sont actuellement en cours pour savoir si cette parenté est étroite ou éloignée.

 ## Peut-on penser que vaincre le SIDA pourrait constituer un pas de plus dans la lutte contre le cancer?

Le SIDA est à l'intersection entre les virus, en particulier les rétrovirus, le système immunitaire et les cancers. On sait que les déficits immunitaires augmentent la fréquence des cancers et des leucémies. On sait, d'autre part, que des leucémies et cancers humains sont liés à des virus. Le SIDA lui-même est une maladie causée par un virus, qui s'accompagne d'un déficit immunitaire, compliquée parfois de l'apparition de cancer. Il est donc certain que la connaissance du SIDA, la découverte du virus, la compréhension des mécanismes par lesquels le virus pénètre dans les cellules, s'y multiplie, les détruit, le mode de réponse du système immunitaire à l'égard de cette agression virale, permettront de faire d'immenses progrès dans la connaissance non seulement du SIDA mais aussi des cancers. Les énormes moyens scientifiques et financiers qui sont mis en oeuvre dans l'étude de cette maladie et dans son contrôle auront, sans nul doute, de très grandes répercussions dans une meilleure connaissance des cancers.

Comment fonctionne le système immunologique?

Le système immunitaire assure la défense de l'organisme contre les agressions externes ou internes. Les agressions externes sont constituées par les agents pathogènes, tels que les bactéries, les virus, les parasites ou les champignons. Les mécanismes immunitaires empêchent la multiplication des agents infectieux avant que ceux-ci n'aient atteint un développement dangereux.

Les agressions internes sont caractérisées par le développement de cellules anormales, telles que les cellules cancéreuses.

Le système immunitaire est divisé en deux grandes catégories: l'immunité humorale qui fonctionne par l'intermédiaire des anticorps présents dans le sérum; l'immunité cellulaire qui requiert le contact direct des lymphocytes.

Les mécanismes immunitaires s'effectuent par l'intermédiaire d'un grand nombre de populations cellulaires différentes dont une est particulièrement importante: les lymphocytes. Les lymphocytes sont des cellules qui naissent dans la moelle osseuse, circulent dans le sang et colonisent tout le système lymphoïde de l'organisme que l'on trouve dans les ganglions, la rate, le tube digestif, les poumons, etc. Les lymphocytes qui traversent le thymus acquièrent, dans cet organe, des fonctions spéciales, qui sont à la base des mécanismes immunitaires que l'on appelle l'immunité cellulaire. Ces fonctions permettent de reconnaître un antigène, une cellule, un agent infectieux étranger, d'élaborer contre eux des mécanismes de défense efficaces et de participer à la lutte. Les lymphocytes qui ne traversent pas le thymus assurent l'immunité humorale en fabriquant les anticorps. On pourrait schématiquement représenter les lymphocytes comme étant des soldats avec des spécialités différentes. Les lymphocytes de l'immunité humorale combattent à distance, équipés d'armes automatiques (les balles sont des anticorps); les lymphocytes de l'immunité cellulaire assurent les missions de reconnaissance, d'intelligence et combattent au corps à corps. Une de leurs fonctions importantes est d'indiquer aux lymphocytes de l'immunité humorale la cible sur laquellle diriger leur tir.

Est-ce que l'immunité évolue en fonction de l'âge?

Comme tous les grands systèmes de l'organisme, le système immunitaire évolue en fonction de l'âge.

Lors du développement de l'embryon, du foetus, de l'enfant, il y a une séquence d'apparition des éléments constituant le système immunitaire. Ce sont d'abord les éléments sanguins dont font partie les lymphocytes et les macrophages; puis apparaît le thymus à la fin du troisième mois de la grossesse. Il reste alors les deux derniers trimestres de la grossesse pour que le système immunitaire se mette en place. Aussi, à la naissance, le nouveau-né a un système immunitaire qui est pratiquement complet. Dès la naissance, l'enfant est prêt à faire face à la plupart des agressions infectieuses qu'il va rencontrer. Il a, néanmoins, une susceptibilité particulière du fait qu'il n'a encore rencontré aucune infection, et qu'il n'a pas encore élaboré ses propres anticorps. Cependant, il est partiellement protégé par les anticorps de sa mère qui sont librement passés dans sa circulation durant la grossesse. Ces anticorps persistent jusqu'à l'âge de 5 à 8 mois, ce qui donne à l'enfant la possibilité de fabriquer les siens en fonction des rencontres infectieuses qu'il aura.

À la fin de la première enfance, le système immunitaire est complet et l'organisme a rencontré la plupart des agents infectieux de son environnement.

À l'âge adulte, le thymus, qui assure l'acquisition des fonctions de l'immunité cellulaire, s'atrophie progressivement. Il reste toujours des îlots fonctionnels qui permettent, en règle générale, une différenciation cellulaire satisfaisante. On observe souvent, cependant, chez les sujets âgés, une perte progressive de l'immunité cellulaire. Ce déficit immunitaire relatif peut être responsable de la fréquence des maladies auto-immunes observées chez le sujet âgé ainsi que de celle des cancers.

 ## Qu'appelle-t-on un déficit immunitaire congénital?

Le système immunitaire est affecté de maladies qui peuvent être congénitales ou acquises. Les déficits immunitaires congénitaux sont des déficits qui surviennent pendant la grossesse. Ils sont liés à un défaut constitutionnel de développement du système immunologique, secondaire par exemple, à un déficit enzymatique héréditaire. Ils sont extrêmement complexes.

Schématiquement, ils peuvent affecter, soit les cellules du sang qui participent à l'activité immunologique, soit le thymus.

Lorsque le thymus est absent, par un défaut de développement pendant la grossesse, les lymphocytes n'ont pas de possibilité d'acquérir les fonctions d'immunité cellulaire. On peut traiter ces enfants en effectuant des greffes de thymus après la naissance en transplantant le thymus d'un foetus. Ce nouveau thymus permet alors un développement satisfaisant de l'immunité.

Chez d'autres enfants, le thymus est présent, mais les lymphocytes de la moelle osseuse sont absents ou inadéquats. Ces enfants naissent avec un déficit immunitaire total, puisqu'ils ne présentent ni immunité cellulaire, ni immunité humorale. On peut les guérir complètement en leur injectant de la moelle osseuse, source de lymphocytes, provenant d'un frère ou d'une soeur pourvu du même groupe tissulaire qu'eux.

Chez certains enfants, le déficit immunitaire siège à des niveaux variables de la différenciation des lymphocytes. Ceci est particulièrement vrai pour les lymphocytes qui participent à l'immunité humorale. Ces enfants ne sont pas capables de fabriquer d'anticorps. On peut alors leur donner un traitement substitutif par injections régulières, deux fois par mois, de gammaglobulines (anticorps). Ces injections leur permettent de se défendre efficacement contre les infections.

Quelles sont les maladies acquises du système immunitaire?

Les maladies du système immunitaire sont extrêmement nombreuses. Elles sont caractérisées par une réponse immunitaire anormale, soit par défaut (déficit immunitaire), soit par excès.

Les déficits immunitaires acquis ressemblent aux déficits congénitaux. Comme ces derniers, ils peuvent se compliquer d'infections répétées. Ils peuvent survenir secondairement à de nombreuses causes, telles que: traitement immunosuppresseur pour une maladie ou une greffe d'organe, traitement chimiothérapique d'une leucémie ou d'un cancer. Ils peuvent être la conséquence de certaines maladies rénales ou intestinales, ou être une des manifestations des maladies s'accompagnant d'une immunosuppression, comme la tuberculose, la lèpre, le lupus érythémateux disséminé, la sarcoïdose, etc.

Les maladies du système immunitaire caractérisées par un excès ou une anomalie de la réponse immunitaire sont extrêmement fréquentes. Elles peuvent toucher tous les organes: la peau, les poumons, le tube digestif, le cerveau, le rein, etc. C'est le cas des maladies auto-immunes, de l'asthme et de l'allergie, des maladies rhumatismales, etc. Le traitement de la composante immunologique de ces maladies est difficile. En effet, on ne connaît pas encore la nature exacte des anomalies. On suppose qu'il s'agit dans la plupart des cas d'une anomalie de régulation de la réponse immunitaire. Dans le système immunitaire, il existe effectivement un ensemble de mécanismes d'activation et de suppression qui opèrent simultanément pour assurer un équilibre très délicat de la réponse immunitaire. Une réponse immunitaire normale est donc la résultante d'un faisceau d'activations complémentaires, stimulatrices ou inhibitrices, qui se contrôlent les unes les autres. Le déficit d'un des éléments de cet ensemble peut entraîner un dérèglement de la réponse immunitaire.

Le traitement actuel des maladies hyper-immunes vise à diminuer l'intensité de la réponse immune par des traitements immunosuppresseurs ou par l'utilisation des corticoïdes. Une meilleure connaissance de la nature intime des anomalies immunitaires existant dans ces maladies nous permettra d'utiliser des thérapeutiques spécifiques.

Quelles sont les orientations et les priorités d'un institut de recherche?

Les orientations d'un institut de recherche sont extrêmement variables d'une institution à une autre.

Il est des institutions où la recherche effectuée est exclusivement de type fondamental. Les objectifs visés consistent à étudier des phénomènes afin d'en comprendre les mécanismes sans tenir compte du potentiel d'application de cette étude ni des besoins de la collectivité. Il s'agit là de recherche pure qui peut s'adresser à tous les domaines de l'activité humaine, y compris l'astrophysique, la physique des particules et le déchiffrage d'une langue qui n'est plus parlée depuis 3,000 ans, etc. Ce type de recherche est souvent décrié car on n'en voit pas les applications à court terme. Par ailleurs, les pouvoirs publics et la population peuvent estimer que l'argent subventionnant ces recherches pourrait être investi à meilleur escient dans des programmes plus urgents. Et pourtant, il faut savoir que la recherche fondamentale est le moteur même du progrès. Tous les éléments qui font la base de la vie moderne sont nés de la recherche fondamentale. C'est le cas de l'électricité, des moteurs, de l'énergie nucléaire, du téléphone, de la télévision, etc. Dans le domaine de la santé, la compréhension des maladies, les moyens diagnostiques et thérapeutiques n'auraient pas été possibles sans la pratique des autopsies, la découverte des rayons X, de la radioactivité ou les réalisations de la chimie. Arrêter la recherche fondamentale, c'est tarir la source d'applications futures. C'est faire stagner l'humanité, bloquer son développement et la laisser confrontée aux problèmes majeurs qui sont les nôtres actuellement. Ce type de recherche est effectué non seulement dans des universités mais aussi dans des compagnies dont les priorités sont les applications à court et moyen termes de la recherche. C'est le cas des grandes compagnies pharmaceutiques qui investissent un budget considérable dans la recherche fondamentale car elles savent bien que ce qu'elles vendront dans 10 ou 20 ans et qui assurera leur développement, sera le fruit de leurs travaux actuels dans le domaine fondamental.

D'autres institutions ont des objectifs à court terme, consistant à répondre dans les délais les plus rapides possibles à une demande de la société. Dans le domaine biologique, un exemple pourrait être celui des vaccins. Mais là encore, la compétition internationale ainsi que le développement extrêmement rapide de ce domaine de connaissances, obligent à la mise au point permanente de nouveaux produits d'une plus grande effacacité et d'une plus grande inocuité. Ceci implique l'existence d'un secteur très actif de recherche et développement assurant la compétitivité de ces instituts dans le domaine national et international.

L'Institut Armand-Frappier est une institution de recherche à double vocation dont l'objectif de production de services et de biens est sous-tendu par une recherche fondamentale active qui lui assure la force, l'efficacité et la crédibilité nécessaires.

Sur quoi est basée la crédibilité d'un institut de recherche?

Quelles que soient les activités et les priorités d'un institut de recherche, sa crédibilité est basée exclusivement sur la qualité de ce qui s'y fait. Cela est évident dans le domaine de la recherche fondamentale, mais l'est tout autant dans celui des applications de la recherche.

Dans le domaine de la production des biens de consommation courants, ce sont les utilisateurs et les consommateurs qui jugent de la pertinence et de la qualité d'un produit. S'ils sont satisfaits, ils achètent ce produit et la compagnie peut continuer de se développer. S'ils ne sont pas satisfaits, cette dernière fait rapidement faillite. C'est cette dynamique permanente entre le producteur et le consommateur qui assure la qualité de la production.

Il en est de même pour les instituts de recherche. Dans le domaine fondamental, ce sont les publications dans des revues scientifiques spécialisées qui font connaître la nature, l'intérêt et la qualité du travail. Ce travail est alors jugé et évalué par toute la communauté scientifique qui en prend connaissance. S'il est de bonne qualité, la crédibilité des chercheurs et de l'institut de recherche qui l'ont produit sera affermie, permettant d'obtenir des crédits de fonctionnement suffisants pour assurer la poursuite des travaux.

En ce qui concerne les instituts producteurs de biens, la crédibilité s'évalue essentiellement à deux niveaux: par les publications dans les revues scientifiques ainsi que par la prise de brevets; d'autre part, par le contrôle de qualité des produits, contrôle effectué par des laboratoires spécialisés au niveau institutionnel, au niveau national et, si ce produit doit être vendu à l'étranger, au niveau international.

Quel est le rôle de l'Institut Armand-Frappier?

L'Institut fut créé en 1938 pour doter le Québec d'un foyer de recherche et de production orienté vers la prévention des maladies infectieuses. Il a été intégré au réseau de l'Université du Québec sous le nom originel d'Institut de microbiologie et d'hygiène de Montréal. En hommage à son fondateur, il prend en 1975, le nom d'Institut Armand-Frappier. Au delà de ses objectifs universitaires d'enseignement et de recherche, l'Institut poursuit un double but: la promotion de la santé humaine et animale, et le développement bio-industriel.

Ainsi ses activités s'organisent autour de quatre orientations principales:
—La recherche en microbiologie et en sciences connexes, appliquée à la médecine préventive et au développement industriel; l'enseignement, au niveau scientifique, professionnel et technique.
—Les services rendus à la santé publique, aux hôpitaux, aux universités, à l'industrie et à la communauté (diagnostic virologique et immunologique, enquêtes épidémiologiques, pathologie des animaux de laboratoire, expertise et consultations).

—La production de vaccins, de produits biochimiques et de produits diagnostiques.

—Les activités d'enseignement et de recherche sont regroupées au sein de six centres caractérisés par les disciplines suivantes: la bactériologie, l'épidémiologie et médecine préventive, l'immunologie, la médecine comparée, les sciences appliquées à l'alimentation et la virologie.

Depuis 1982, l'Institut effectue des travaux de recherche sur le SIDA concernant les domaines épidémiologiques, diagnostiques et thérapeutiques. En mai 1983, il a ouvert le premier laboratoire SIDA au Canada. Depuis cette date, des tests virologiques et immunologiques ont été effectués chez plus de 1,000 patients. Depuis janvier 1985, il s'est doté d'un laboratoire de confinement D, permettant, avec une grande sécurité, d'effectuer l'isolement du virus SIDA chez les patients. L'objectif principal du programme de travail sur le SIDA consiste à développer des tests diagnostiques fiables et des traitements efficaces.

100 Afin de stimuler le recherche, devrait-on créer une fondation pour le SIDA, comme il en existe pour les maladies du coeur, du rein, le diabète ou le cancer?

La lutte contre le SIDA repose sur deux bases essentielles: la prévention et la recherche scientifique.

La prévention est sous-tendue par l'information du public. Elle doit être assurée par les pouvoirs publics.

La recherche reste l'arme essentielle pour assurer de nouvelles découvertes. C'est elle qui a permis la compréhension de la maladie, l'isolement du virus. C'est grâce à elle que seront trouvés les médicaments efficaces et mis au point le vaccin. La recherche sur le SIDA aura, par ailleurs, des retombées scientifiques très importantes sur la compréhension d'autres maladies, virales, immunologiques ou cancéreuses.

La création d'une fondation pour la recherche sur le SIDA apparaît donc comme une mesure de première urgence. Elle assurera le drainage des capitaux publics et privés. Elle permettra la concentration et le rapprochement des chercheurs travaillant dans ce domaine d'activité. Elle permettra l'évaluation régulière des compétences et des infrastructures. Elle assurera la diffusion au public d'une information exacte et régulièrement mise à jour. Cette cristallisation des efforts représentera une aide considérable pour la recherche scientifique, mais aussi un élément mobilisateur pour le public.

TABLE DES MATIÈRES

l'apparition d'une maladie nouvelle, apparemment liée à l'homosexualité?

13. Est-ce parce que l'homosexualité serait contre nature que la nature se vengerait en infligeant ce nouveau fléau?

14. De quelle manière un groupe ethnique, comme les Haïtiens, peut-il être mis en cause en regard de cette maladie?

15. Est-ce que les Haïtiens sont prédisposés à développer le SIDA?

16. Existe-t-il un lien entre les différents groupes sociaux dans lesquels la fréquence du SIDA est plus élevée?

17. On prétend que le virus du SIDA était à l'état latent en Occident. Comment se fait-il qu'il devienne soudainement virulent?

18. On a dit que le virus serait originaire d'un pays d'Afrique, que l'on appelle le Zaïre? Quel est le taux de mortalité là-bas? Quelle est la catégorie de gens atteints? Comment vivent les gens avec cette présence constante et menaçante? Quelle est l'attitude du corps médical dans ce pays?

19. Quels sont les lieux ou les zones de prédilection dans le monde, où cette maladie prolifère sans danger?

20. Y a-t-il un endroit dans le monde où le virus du SIDA n'a aucune chance de proliférer? Si oui, pourquoi?

21. Comment se fait-il que les centres de recherche n'aient jamais fait d'étude approfondie sur le comportement de ce virus et préparer des systèmes de prévention adéquate?

22. Le SIDA pourrait-il être considéré comme la troisième maladie d'importance dans le monde après les maladies cardiaques et les cancers?

23. Quel est le processus général de contamination?

24. Quels sont les modes exacts de contamination?

25. Pourquoi les relations sexuelles sont-elles principalement mises en cause?

26. Le SIDA se voit-il chez les enfants?

27. Le SIDA de l'enfant est-il différent de celui de l'adulte?

28. Chez les hommes, les femmes ou les enfants, y a-t-il un âge critique pour avoir le SIDA?

29. Est-ce que les enfants qui sont actuellement atteints de SIDA auraient eu des relations sexuelles avec des pédophiles?

30. Utiliser un taxi, par exemple, conduit par un Haïtien, peut-il donner le SIDA?

31. A l'école, la promiscuité de membres de ce groupe ethnique peut-elle

avoir un effet de contagion au niveau des autres enfants?

32. Est-on vraiment certain que le SIDA ne peut se transmettre que par les contacts sexuels ou autres contacts de muqueuse à muqueuse?

33. Les lesbiennes sont-elles susceptibles d'attraper le SIDA?

34. Quels seraient, selon le corps médical, les autres facteurs de contagion?

35. L'utilisation d'aiguilles souillées est-elle un facteur de transmission du SIDA?

36. Une femme enceinte, n'ayant pas le SIDA, peut-elle mettre au monde un enfant atteint de cette maladie?

37. Une femme enceinte, ayant le SIDA, peut-elle mettre au monde un enfant non atteint de cette maladie?

38. Le SIDA est-il héréditaire? Pourrait-il le devenir?

39. Les personnes qui ont d'autres maladies comme diabète, troubles vasculaires ou cardiaques, anémie, mononucléose, rhumatismes ou arthrose, risquent-elles d'être plus facilement contaminées que des personnes saines?

40. Quels sont les symptômes les plus apparents du SIDA?

41. Qu'est-ce que le sarcome de Kaposi?

42. Quelles sont les infections que l'on voit au cours du SIDA?

43. Quelles sont les manifestations physiques et psychologiques du SIDA?

44. À quelles autres maladies pourraient s'apparenter ces symptômes?

45. Existe-t-il des signes avant-coureurs de la maladie?

46. Le SIDA est-il toujours mortel?

47. Dans quel cas, peut-il ne pas être mortel et pourquoi?

48. Quelle est l'évolution d'un porteur du virus du SIDA asymptomatique?

49. Quelle est l'évolution d'un porteur de virus qui présente des signes cliniques mineurs?

50. Comment faire le diagnostic de SIDA?

51. Quelle est la signification de la présence d'anticorps anti-virus du SIDA dans le sang?

52. Quelles sont les précautions que doit prendre une personne infectée par le virus du SIDA à l'égard de son entourage?

53. Une personne atteinte de SIDA peut-elle avoir des contacts avec les autres membres de sa famille et les embrasser, les cajoler, les serrer dans ses bras, ou doit-elle être isolée?

54. Que suggérer comme ligne de conduite aux responsables de groupes de travailleurs, d'employés ou d'étudiants dont certains membres sont porteurs de SIDA?

55. Y a-t-il des risques de transmission du SIDA dans les écoles?

56. Quelles sont les précautions à prendre pour soigner à domicile des malades atteints de SIDA?

57. Quelles sont les précautions que doit prendre le personnel soignant?

58. Quelles sont les précautions à prendre par les membres du personnel de laboratoire?

59. Quelle attitude devrait avoir une famille dont l'un des membres est atteint du SIDA?

60. Quels sont les tests qui sont effectués sur les flacons de sang prélevés par la Croix-Rouge?

61. La Croix-Rouge demande constamment du sang. Tout le monde donne du sang: les individus de différents groupes ethniques, les homosexuels, les hétérosexuels, etc. Face aux caractéristiques de contagion du SIDA, comment la Croix-Rouge va-t-elle opérer pour classifier, accepter ou refuser les donneurs de sang?

62. Pourquoi les malades n'osent-ils pas dire qu'ils sont atteints du SIDA?

63. Comment concilier les droits de la personne et ceux de la société vis-à-vis des groupes sociaux les plus fréquemment atteints?

64. Quel est l'impact sociologique de l'apparition de cette maladie?

65. En essayant de minimiser l'incidence de cette maladie, les responsables de la recherche cachent-ils une certaine panique?

66. Que font et que comptent faire les pouvoirs publics, les milieux scientifiques, médicaux ou autres, face à l'extension de cette maladie?

67. Peut-on dire qu'un certain état d'urgence est décrété au niveau de l'Organisation Mondiale de la Santé?

68. Pourquoi la science médicale est-elle impuissante à enrayer cette maladie malgré les moyens dont elle dispose?

69. Quel est l'arsenal actuel dont dispose le corps médical du monde entier face à ce terrible fléau?

70. Quelles sont les mesures prophylactiques à adopter pour échapper au SIDA?

71. Quels seraient les dix commandements d'hygiène à suivre pour éviter de contracter le SIDA?

72. A qui s'adresseraient, en particulier, ces dix commandements?

73. Quelle est l'action des antibiotiques

sur le SIDA? Des sulfamides, des corticoïdes, des antipyrétiques?

74. Qu'est-ce qu'un vaccin?

75. Où en est le vaccin contre le SIDA?

76. Lorsque le vaccin antipoliomyélitique est sorti, des gens ont contracté la maladie à la suite de la vaccination. Peut-on redouter la même chose pour le vaccin anti-SIDA et si tel était le cas, pourquoi de telles choses peuvent-elles survenir?

77. Une bataille est actuellement engagée entre de nombreux pays et plus particulièrement entre la France et les Etats-Unis pour la commercialisation des tests diagnostiques et d'un vaccin. S'agit-il du même vaccin? Quel est le meilleur?

78. Dans les années cinquante, on utilisait des vaccins non spécifiques dans la prévention et même le traitement de certaines maladies. Que vaudraient-ils aujourd'hui face au SIDA?

79. Les vaccins peuvent-ils transmettre le virus du SIDA?

80. Quels sont les espoirs d'atténuer, d'enrayer et de faire disparaître cette maladie?

81. En résumé, qu'est-ce que le SIDA? Quelle est sa cause, son évolution, son traitement?

82. Sans cacher la vérité, que peut-on transmettre comme message rassurant à la population?

83. Y a-t-il encore d'autres virus connus, non actifs, mais qui, à l'instar du SIDA, pourraient se réveiller brutalement?

84. Y a-t-il des liens entre l'hépatite infectieuse (hépatite B) et le SIDA?

85. On prétend que ce type d'hépatite occupe une place prépondérante en matière de mortalité. Quels sont les progrès dans ce domaine?

86. La tuberculose n'a jamais été guérie: on a prolongé la vie des tuberculeux. L'apparition des antibiotiques a aidé à juguler cette maladie. Par contre, le bacille de Koch (BK) demeure toujours à l'état latent. Pourrait-on penser qu'un jour, il redeviendra aussi fort que ce qu'il a déjà été?

87. En dehors du SIDA, quelles sont les autres maladies transmises sexuellement (M.T.S.)?

88. Quel est le traitement et la prévention des maladies transmises sexuellement?

89. Une personne atteinte de cancer peut-elle contracter le SIDA?

90. Y a-t-il une relation entre le SIDA et le cancer?

91. Si le cancer est d'origine virale,

peut-on présumer que le virus du SIDA a un rapport quelconque avec les virus du cancer?

92. Peut-on penser que vaincre le SIDA pourrait constituer un pas de plus dans la lutte contre le cancer?

93. Comment fonctionne le système immunologique?

94. Est-ce que l'immunité évolue en fonction de l'âge?

95. Qu'appelle-t-on un déficit immunitaire congénital?

96. Quelles sont les maladies acquises du système immunitaire?

97. Quelles sont les orientations et les priorités d'un institut de recherche?

98. Sur quoi est basée la crédibilité d'un institut de recherche?

99. Quel est le rôle de l'Institut Armand-Frappier?

100. Afin de stimuler la recherche, devrait-on créer une fondation pour le SIDA, comme il en existe pour les maladies du coeur, du rein, le diabète ou le cancer?

LEXIQUE

Acide nucléique:

L'acide nucléique d'un virus contient la totalité de l'information génétique du virus. Il peut être de type ADN ou ARN.

Anticorps:

Substances élaborées par les lymphocytes B en réaction à la présence de particules reconnues comme étrangères par l'organisme.

Chromosomes:

Filaments, constitués d'ADN, qui se forment dans le noyau des cellules, par condensation, au moment de la division de la cellule. Dans chaque chromosome, les gènes commandent les caractères, qui sont transmis de parents à enfants, des diverses parties et fonctions du corps. L'être humain possède 46 chromosomes.

Immunité cellulaire:

Ensemble des mécanismes assurés par les lymphocytes T qui sont responsables de la défense contre les infections, du rejet des greffes d'organes, de l'élimination des clones de cellules cancéreuses.

Immunité humorale:

Immunité liée à la production d'anticorps par les lymphocytes B.

Lymphocytes:

Variété de globules blancs. Ils sont fabriqués dans la moelle osseuse comme les autres cellules du sang. Ils sont présents dans le sang, mais aussi dans tous les organes lymphoïdes de l'organisme: thymus, rate, ganglions, etc... Ils assurent les mécanismes de défense de l'organisme.

Thymus:

Organe glandulaire, situé dans le thorax, qui sécrète des substances hormonales. C'est dans le thymus que s'effectue la différenciation des lymphocytes T, permettant à ces derniers d'assurer leurs fonctions d'immunité cellulaire.

Virus:

Particules de petite taille qui ont un parasitisme cellulaire obligatoire, c'est-à-dire qui ne peuvent pas se multiplier en dehors des cellules. Le virus se reproduit dans les cellules à partir de son acide nucléique (ADN ou ARN).

LA RECHERCHE SUR LE SIDA A BESOIN DE VOUS

AIDEZ-NOUS

ENVOYEZ VOS DONS À:

Recherche sur le SIDA
Institut Armand-Frappier
531, boulevard des Prairies
Laval-des-Rapides
Ville de Laval, Québec
H7N 4Z3

Étant un organisme à but non lucratif, l'Institut Armand-Frappier vous fera parvenir, sur demande, un reçu pour fin d'impôts.

INFORMATIONS SUR LE SIDA

Vous pouvez obtenir davantage d'informations sur le SIDA en vous adressant aux organismes suivants:

Comité SIDA-Québec
1001, rue St-Denis
Montréal, Québec
H2X 3H9

Téléphone: 285-6471, poste 223

SIDA/AIDS Montréal
C.P. 98, Dépôt «N»
Montréal, Québec
H2X 3M2

Téléphone: 282-9888

Montreal AIDS Resources Committee (MARC)
ou
Association des Ressources Montréalaises (ARM)
C.P. 1164, Station «H»
Montréal, Québec
H3G 2N1

Téléphone: 937-7596

L'INSTITUT ARMAND-FRAPPIER a produit récemment un documentaire sur le sida. Cette vidéo-cassette est disponible en langues française et anglaise et peut être commandée auprès de MULTI-MÉDIA AUDIO-VISUEL INC. à Montréal, 5225, rue Berri, Montréal H2J 2S4, Tél: (514)273-4251

Imprimé aux Ateliers de
l'Imprimerie Nationale de Joliette
(Février 1986)